高等院校数字化课程创新教材

供护理、助产专业使用

护理专业技术实训

主　编　邢爱红

副主编　彭月娥　余　雪　丁春阳

编　者　（按姓氏汉语拼音排序）

丁春阳（镇江市高等专科学校）

董玉洁（乐山职业技术学院）

刘　睿（上海健康医学院）

彭月娥（长沙卫生职业学院）

王晓冰（许昌学院）

邢爱红（山东医学高等专科学校）

余　雪（南阳医学高等专科学校）

张丽芳（河套学院）

赵　茜（山东医学高等专科学校）

科学出版社

北　京

举报电话：010-64030229；010-64034315；13501151303（打假办）

内 容 简 介

全书共分六大模块，分别为基础护理核心技术、外科护理核心技术、急救护理核心技术、内科护理核心技术、妇产科护理核心技术和儿科护理核心技术。每一模块又根据临床护理实践岗位常用的护理技术分为若干个项目，共38个项目，内容基本涵盖了护理工作岗位中最核心的技能。全书以案例导入引领技能点，以问题讨论培养学生评判性思维能力，以操作评分评价学生自身技能掌握程度，以综合案例分析培养学生分析问题、解决问题和适应实际工作的能力。本书图文并茂，构思新颖，增加了数字化教学资源点，为学生学习提供了多媒体资源，是一本很好的实训教材。

本书可供护理、助产专业学生使用。

图书在版编目（CIP）数据

护理专业技术实训 / 邢爱红主编 . —北京：科学出版社，2018.1
高等院校数字化课程创新教材
ISBN 978-7-03-055450-5

Ⅰ . 护… Ⅱ . 邢… Ⅲ . 护理学 – 高等学校 – 教材 Ⅳ . R47

中国版本图书馆 CIP 数据核字（2017）第 282656 号

责任编辑：张　茵　丁晓魏 / 责任校对：张凤琴
责任印制：徐晓晨 / 封面设计：张佩战

科 学 出 版 社 出版
北京东黄城根北街 16 号
邮政编码：100717
http://www.sciencep.com
北京虎彩文化传播有限公司 印刷
科学出版社发行　各地新华书店经销
*
2018 年 1 月第 一 版　　开本：787×1092　1/16
2023 年 1 月第四次印刷　　印张：8
字数：204 800
定价：38.00 元
（如有印装质量问题，我社负责调换）

前　言

为适应高等卫生职业教育、教学的发展趋势，体现"以就业为导向，以能力为本位，以发展技能为核心"的职业教育培养理念，科学出版社组织编写了本套全国高等院校数字化课程规划教材，本教材为该轮新增加的教材，目的是体现强化技能培养的教学理念，满足护理类专业实践教学改革的需要。

本教材具备以下特色：①深化工学结合，体现职教内涵。教材所涉及的操作项目均来自临床护理实践岗位中的核心技能，每一项目的内容均以临床真实案例为导引，以解决实际工作问题为基础，以"自我评价—改进—提高—达标"为目标进行学习，做到了"专业与职业岗位对接，专业课程内容与职业标准对接，教学过程与生产过程对接，学历证书与执业资格证书对接，职业教育与终身学习对接"。②增加综合案例，便于教师教学。除在每一项目前面的案例外，在教材的最后还增加了许多综合性案例，每一个综合性案例均涵盖2项以上的操作项目，为教师开展教学提供了方便。③增加数字化教学资源，便于学生自学。多数项目后面均配套数字化教学资源，学生在课前或课中、课后均可反复观看与对照练习，为学生自学提供了方便。④增加"软技能"训练内容。在每项技能操作流程和评分标准中，均增加了"软技能"内容，以期达到"软硬双技能"的训练目的。⑤教材内容精选，文字简练，能够满足多数学校教学的需要。

本教材在编写过程中，得到了各参与单位领导及护理界同仁的热忱鼓励与帮助，同时也得到了临床医院护理专家的支持和指导，在此一并表示诚挚的感谢。

限于编者的水平，疏漏之处在所难免，恳请广大读者谅察惠正。

邢爱红

2017 年 7 月

目录

CONTENTS

模块一　基础护理核心技术

项目一　卫生洗手法

卫生洗手可彻底去除手部皮肤污垢、减少病原微生物数量，有效控制感染的发生。

● **案例 1-1**

患者王某，男，58岁。胰腺癌切除术后2d，需为患者进行静脉输液治疗，操作前卫生洗手。

讨论：

1. 除了给该患者进行静脉输液前需要卫生洗手外，在给该患者进行其他护理操作前后还需要进行卫生洗手吗？请举例说明。

2. 卫生洗手时需要注意什么？

【目的】

除去手上的污垢、碎屑和部分病原微生物，控制感染和交叉感染的发生。

【操作流程】

操作前准备	1. 评估　患者病情，对静脉输液的认知合作程度；操作者手污染程度 2. 护士准备　衣帽整洁，修剪指甲 3. 用物准备　肥皂液或洗手液、毛巾或纸巾或暖风吹手设备、流动自来水及水池设备、污物桶 4. 环境准备　清洁、宽敞，洗手设施齐全
操作流程	1. 湿润双手　取下手表及手上饰物，调节适当的水流及水温，指尖向下浸湿双手，关闭水开关 2. 取洗手液　取肥皂液或洗手液适量于手心 3. 揉搓双手（七步洗手法）（图1-1-1） （1）洗手掌：掌心相对，手指并拢相互搓擦 （2）洗背侧指缝：掌心对手背，手指交错，沿指缝相互搓擦，交替进行 （3）洗掌侧指缝：掌心相对，双手交叉沿指缝相互搓擦 （4）洗指背：两手互握搓指背，双手交替 （5）洗拇指：一手握另一手大拇指旋转搓擦，交换进行 （6）洗指尖：指尖在掌心中转动搓洗，交替进行 （7）洗手腕：揉搓手腕，双手交替 以上步骤不少于15s，整个过程持续15～30s 4. 冲洗双手　打开水龙头，肘关节高于腕关节，从上至下彻底冲洗双手 5. 擦干双手　关闭水龙头，取毛巾或纸巾擦干或烘干双手
操作后整理	按医用垃圾分类处理用物

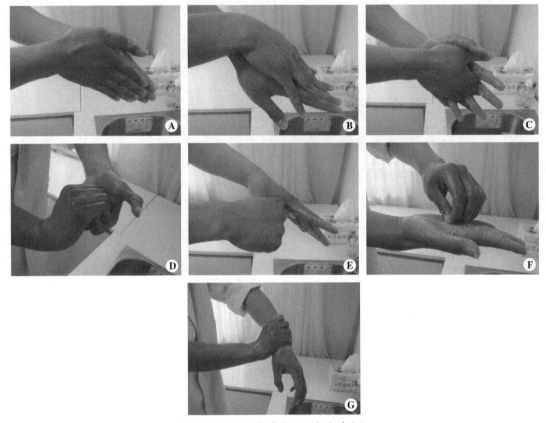

图 1-1-1　卫生洗手法（七步洗手法）

【实训评价】

1.操作熟练、规范，符合《医务人员手卫生规范》（WS/T 313-2009）。

2.工作服未被溅湿。

【注意事项】

1.洗手程序正确，手的各部位洗到位、冲净。

2.流水冲洗时,腕部应低于肘部,使污水流向指尖,防止水流入衣袖,并避免工作服被溅湿。

【实训作业】

1.写出卫生洗手的关键步骤。

2.分析自己操作成功或失败的原因。

【操作评分】

项目		分值	评分观测点	评分级别			得分
				I	II	III	
操作前准备	评估	5	患者病情,对静脉输液治疗的认知合作程度	5	3	1	
	护士准备	6	衣帽整洁,举止端庄,语言合适	6	5	4	
	用物准备	2	用物齐全、正确	2	1	0	
	环境准备	3	环境清洁、宽敞,洗手设施齐全	3	2	1	

续表

项目		分值	评分观测点	评分级别			得分
				I	II	III	
操作过程	湿润双手	6	湿润双手方法正确	6	5	4	
	取洗手液	6	方法正确，肥皂液或洗手液用量合适	6	5	4	
	揉搓双手	42	（1）七步揉搓双手方法正确，效果良好	30	25	20	
			（2）整个过程用时适当	12	10	8	
	冲洗双手	6	（1）肘关节高于腕关节	3	2	1	
			（2）从上至下彻底冲洗双手	3	2	1	
	擦干双手	6	擦手方法正确	6	4	2	
操作后处理		8	用物处理恰当	8	6	4	
	总评	10	动作轻巧、稳重、准确、安全	7	5	3	
			操作时间＜3min	3	2	1	
	总分	100					

项目二 无菌技术

无菌技术是指在医疗护理操作过程中，保持无菌物品及无菌区域不被污染，防止一切微生物侵入机体的操作技术。

● 案例1-2

患者张某，女，76岁。因跌倒致股骨颈骨折急诊入院，入院后经积极术前准备，行股骨头置换术，术后3d需要给患者伤口换药。

讨论：

1.该患者的无菌换药盘内应该包括哪些用物？

2.你在铺无菌换药盘前需要做哪些准备？

【目的】

保持无菌物品不被污染，防止一切微生物侵入或传播给他人。

【操作流程】

操作前准备	1.评估 操作环境符合要求
	2.护士准备 修剪指甲、洗手、戴口罩
	3.用物准备 清洁盘、无菌持物钳包（内放持物钳罐及持物钳）、无菌巾包（内放2块无菌巾）、无菌手套2副、无菌储槽（内放治疗碗及弯盘）、无菌溶液、安尔碘、棉签、启瓶器、速干手消毒剂
	4.环境准备 清洁、宽敞、定期消毒，操作前30min通风，停止清扫地面，符合无菌技术操作要求
操作流程	一、无菌持物钳使用法（图1-2-1）
	1.查对启用 检查无菌持物钳包的名称、消毒指示胶带颜色、有效灭菌日期，包布有无破损、潮湿；打开无菌钳包，检查指示卡是否变色，将无菌持物钳放于持物钳罐内，注明打开日期、时间并签名
	2.取放钳 手持无菌持物钳上1/3，钳端闭合向下，垂直取放，不可触及容器边缘，关闭容器盖
	3.用钳 使用持物钳时保持钳端向下，不可低于腰部，到远处夹取无菌物品时，应连同无菌容器一起携至取物处

续表

操作流程	二、无菌包使用

二、无菌包使用

1. 查对启用　检查无菌包名称，消毒指示胶带是否变色及其有效期，包布有无破损、潮湿；自包布外角、左角、右角、内角的顺序打开
2. 取巾　用无菌持物钳取出指示卡，检查指示卡是否变色，再取 1 块治疗巾，放于清洁盘内
3. 包无菌包　沿原折痕包好无菌巾包，注明开包日期、时间并签名

三、铺无菌盘法（图 1-2-2）

1. 铺巾　双手捏住无菌巾上层两角的外面，轻轻抖开，双折铺于治疗盘内，上层向远端呈扇形折叠，开口边向外
2. 铺盘　放入无菌物品后，将上层盖于物品上，上下层边缘对齐，开口处向上反折 2 次，左、右两侧边缘向下各反折 1 次
3. 标记　记录铺盘日期、时间，并签名

四、无菌容器使用法（图 1-2-3）

1. 查对　检查无菌容器名称、有效灭菌日期和化学指示胶带颜色
2. 开盖　打开无菌容器时，应当将容器盖内面向上置于稳妥处，或者容器盖内面向下拿在手中
3. 取物　用无菌持物钳取、放无菌物品时不可触及容器边缘，不可跨越无菌区，无菌物品取出后，即使未用，也不可再放回，用毕立即将容器盖严
4. 记录　记录无菌容器打开日期、时间，并签名

五、取用无菌溶液法（图 1-2-4）

1. 查对　核对标签上药名、浓度、剂量和有效期等；检查瓶口有无松动、瓶身有无裂痕；对光倒置 10s 检查溶液有无变质、沉淀、变色或混浊
2. 启盖消毒　启开瓶盖，用 2 根棉签蘸消毒液以瓶签侧面位置为起点按照瓶口—瓶盖—瓶口—瓶颈的顺序旋转消毒，垫无菌纱布打开瓶盖
3. 倒液　标签朝向手心，倒出少量溶液旋转冲洗瓶口，再由冲口处倒出适量溶液至无菌容器内
4. 标记　取用后立即塞上瓶塞，记录开瓶日期、时间，并签名

六、无菌手套使用法（图 1-2-5）

1. 查对　检查手套号码、灭菌日期，包装是否完好、干燥
2. 取手套　打开手套封口，取出并展开手套内包装，一手掀起手套开口处，另一手分别捏住两只手套的反折部分（手套内面），取出手套
3. 戴手套　两只手套拇指相对，对准五指戴上一只手，再用戴好手套的手插入另一只手套的反折内面（手套外面），同法戴好，翻手套边扣套在衣袖外面，双手对合交叉调整手套位置
4. 脱手套　一手捏住另一手套外面，翻转脱下，再以脱下手套的大拇指插入另一手套内，将其翻转脱下

操作后整理	1. 按医用垃圾分类处理用物 2. 洗手、记录

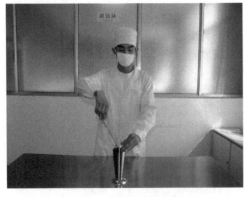

图 1-2-1　无菌持物钳的使用

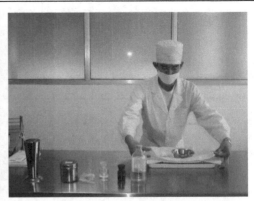

图 1-2-2　铺无菌盘

【实训评价】

1. 操作熟练、规范。

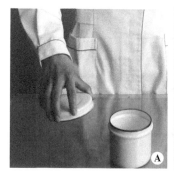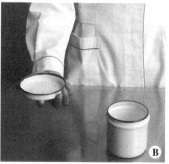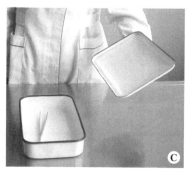

图 1-2-3　无菌容器使用

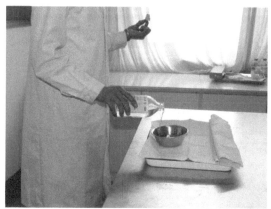

图 1-2-4　取用无菌溶液法

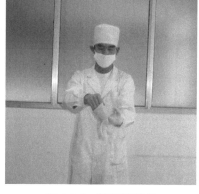

图 1-2-5　戴无菌手套

2. 整个操作过程无污染，无菌观念强。

【注意事项】

1. 无菌持物钳只能夹取无菌物品，不能夹取油纱布，干燥法保存时应 4h 更换一次。

2. 打开无菌包时手只能接触包布四角的外面，不可跨越无菌区。包内无菌物品未用完，应按原折包好，注明开包日期和时间，24h 内有效。

3. 铺无菌盘区域必须清洁干燥，无菌巾避免潮湿，铺好的无菌盘尽早使用，有效期不超过 4h。

4. 任何物品不可伸入无菌溶液瓶内蘸取或直接接触瓶口倒液，已倒出溶液不可再倒回瓶内，已开启的无菌溶液瓶内的溶液，只作清洁操作用，24h 内有效。

5. 戴无菌手套时应注意未戴手套的手不可触及手套的外面，戴手套的手不可触及另一手套的内面，戴手套后双手应保持在腰部或操作台面以上，始终在视线范围之内，如发现有破洞或可疑污染应立即更换。

【实训作业】

1. 写出无菌技术操作的关键点。

2. 分析自己操作成功或失败的原因。

3. 写出自己在今后的护理实训过程中需要改进的地方。

【操作评分】

项目		分值	评分观测点	评分级别			得分
				I	II	III	
操作前准备	评估	5	患者病情、伤口情况，对伤口换药的认知合作程度	5	4	3	
	护士准备	6	衣帽整洁，举止端庄，语言恰当	6	5	4	
	用物准备	2	用物齐全、正确	2	1	0	
	环境准备	3	环境清洁、宽敞，符合无菌技术操作要求	3	2	1	
操作过程	无菌持物钳使用	10	无菌持物钳使用方法正确，整个操作过程无污染	10	8	6	
	无菌包使用	10	（1）查对规范、无误	3	2	1	
			（2）启用、取巾无污染	4	3	2	
			（3）包无菌包方法正确，标注无误	3	2	1	
	铺无菌盘	12	（1）铺巾方法正确，无污染	6	5	4	
			（2）铺盘方法正确，标注无误	6	5	4	
	无菌容器使用	10	（1）查对正确	3	2	1	
			（2）开盖规范，无污染	3	2	1	
			（3）取物时未污染，未碰触容器边缘，未跨越无菌区	4	3	2	
	取用无菌溶液	12	（1）查对正确、全面、规范	4	3	2	
			（2）消毒瓶塞有效、规范	4	3	2	
			（3）冲瓶口、倒液无液体滴溅到容器外，未污染	4	3	2	
	无菌手套使用	12	（1）查对正确、规范	4	3	2	
			（2）戴手套过程顺利，无污染	4	3	2	
			（3）脱手套未污染双手和衣服	4	3	2	
	操作后处理	8	用物处理恰当	8	6	4	
	总评	10	动作轻稳、正确、无菌观念强	7	5	3	
			操作时间＜10min	3	2	1	
	总分	100					

项目三　生命体征监测

生命体征是指体温、脉搏、呼吸、血压的总称，是评价生命活动质量的重要征象，也是机体内在活动的客观反映，是衡量机体状况的指标。

● 案例1-3

患者崔某，女，46岁。因原发性肝癌入院，患者于上午8：00在全麻下行肝癌切除术，手术顺利，于中午11：52返回病区。医嘱：监测生命体征，q2h。

讨论：

1.患者的监测项目应该包括哪些内容？

2.你在给该患者监测生命体征时需要注意哪些事项？

【目的】

判断生命体征有无异常，为患者病情变化提供依据。

【操作流程】

操作前准备	1. 评估　患者年龄、病情、意识、治疗及合作程度等情况；患者30min内有无影响测量结果准确性的因素存在
	2. 护士准备　衣帽整洁、洗手、戴口罩
	3. 用物准备　治疗盘内备：消毒后的体温计（甩至35℃以下）、有秒针的表、消毒纱布、干纱布、弯盘、血压计、听诊器、记录本、笔、速干手消毒剂，车下备盛消毒液的方盒，如测肛温另备液状石蜡、棉签、卫生纸、清洁手套
	4. 环境准备　安静、整洁、光线充足、通风良好，必要时遮挡患者

操作流程

一、核对解释

携用物至床边，核对并向患者及家属解释监测生命体征的意义和配合方法，询问患者30min内有无进食、冷热饮、冷热敷、情绪激动等情况

二、监测体温

1. 检查　检查体温计是否完好，水银柱是否甩至35℃以下

2. 选方法　选择测量体温的方法

（1）测口温：将口表水银端斜放于舌下热窝（舌系带两侧）3min，嘱患者闭唇含住口表，用鼻呼吸，勿用牙咬体温计

（2）测腋温：擦干腋下汗液，将体温计水银端放于腋窝深处并紧贴皮肤，屈臂过胸10min，必要时托扶患者手臂（图1-3-1）

（3）测肛温：患者侧卧、屈膝仰卧或俯卧位，露出臀部，在肛表水银端涂润滑剂，将肛温计的水银端轻轻插入肛门3～4cm，测量3min

3. 取表　取出体温计，用消毒纱布擦净。若测肛温，用卫生纸擦净患者肛周皮肤

4. 读数　体温计平视线水平，读数并记录

5. 消毒　将体温计放在盛有消毒液的容器中浸泡消毒

三、监测脉搏

1. 体位舒适　根据患者病情协助患者采取舒适体位，手臂放松，手腕伸直

2. 监测方法　护士以示指、中指、环指指腹按压桡动脉处，力度适中，以清楚触及脉搏为宜（图1-3-2）

3. 监测时间　一般患者测量30s，测得数值乘以2；脉搏异常患者，测量1min；脉搏短绌者，由2名护士同时测量，一人听心率，另一人测脉率，由听心率者发出"起"或"停"口令，计时为1min

四、监测呼吸

1. 监测方法　护士测脉搏后手仍然保持诊脉姿势，观察患者的胸部或腹部（女性以胸式呼吸为主；男性和儿童以腹式呼吸为主），一起一伏为一次呼吸（图1-3-3）

2. 监测时间　测量30s，测得数值乘以2，同时观察患者呼吸的深浅度、节律、声音、形态及有无呼吸困难；危重患者呼吸不易观察时，用少许棉絮置于患者鼻孔前，观察棉花吹动情况，计数1min

五、监测血压

1. 上肢血压测量法（图1-3-4）

（1）检查：检查血压计性能

（2）体位正确：患者取坐位或仰卧位，坐位时手臂平第4肋，仰卧位时手臂平腋中线，卷袖露出上臂，肘部伸直，掌心向上

（3）准备血压计：放妥血压计，开启水银槽开关

（4）缠袖带：驱尽袖带内空气，平整地缠于上臂中部，下缘距肘窝2～3cm，松紧以能容一指为宜

（5）置听诊器：一手将听诊器胸件紧贴肱动脉搏动最明显处固定，另一手握住输气球，关闭压力活门

2. 下肢血压测量法

（1）体位正确：协助患者取俯卧位或仰卧位或侧卧位，卷裤腿或脱去一侧裤腿，露出大腿部

（2）准备血压计：放妥血压计，开启水银槽开关

（3）缠袖带：驱尽袖带内空气，将袖带缠于大腿，下缘距腘窝3～5cm，松紧以能放入一指为宜

（4）置听诊器：一手将听诊器听件置于腘动脉搏动最明显处固定，另一手握住输气球，关闭压力活门

3. 输气　充气至动脉搏动音消失，再上升20～30mmHg，然后以4mmHg/s的速度缓慢放气，汞柱缓慢下降，视线与汞柱面在同一水平线上

4. 读数　当听到第一声搏动音，此时水银柱对应的刻度即为收缩压；继续放气，搏动音突然变弱或消失，此时水银柱对应的刻度为舒张压[世界卫生组织（WHO）规定以动脉搏动音的消失作为舒张压的判断标准]

5. 整理　测量完毕，解开袖带，驱尽袖带余气，将血压计右倾45°，水银全部流回槽内，关闭水银槽开关，卷平袖带放入血压计盒内，盖上盒盖，平稳放置；帮助患者整理衣裤，取舒适卧位

续表

操作流程	6. 洗手记录　洗手后将所有测量结果记录在记录本上，脉搏短绌者，记录方式为心率/脉率/分；监测下肢血压者，记录时要注明下肢血压
操作后整理	1. 按医用垃圾分类处理用物 2. 将所有监测结果转抄绘制到体温单上，脉搏短绌者，相邻脉率与心率用红线相连，在脉率与心率之间用红线填满

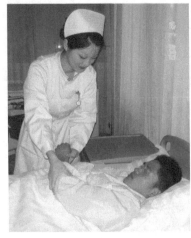

图 1-3-1　体温监测法

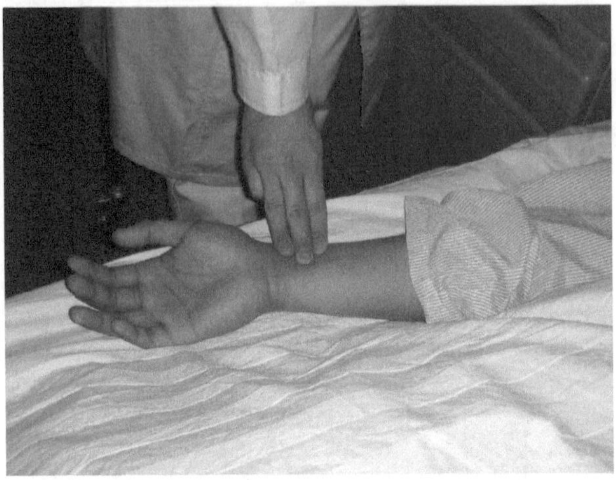

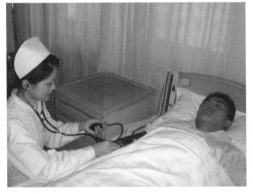

图 1-3-2　脉搏监测法

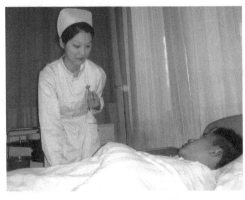

图 1-3-3　呼吸监测法

图 1-3-4　血压监测法

【实训评价】

1. 操作熟练、规范，生命体征监测结果准确。

2. 整个操作过程沟通有效，爱伤观念强。

【注意事项】

1. 婴幼儿、意识不清或不合作的患者监测生命体征时，护理人员应当守候在患者身旁。

2. 患者若有进食冷热饮、剧烈活动、情绪剧烈波动等影响测量生命体征准确性的因素时，应当安静休息 30min 后再监测。

3. 发现测得的生命体征数值和病情不符时，应当复测。

4. 如果患者不慎咬破体温计，应立即清除口腔内玻璃碎片，再口服蛋清液或牛奶以延缓汞的吸收；病情允许时可服用粗纤维食物以促进汞的排泄。

5. 长期观察血压的患者，应做到"四定"，即定时间、定部位、定体位、定血压计。

6. 勿用拇指诊脉，脉搏细弱难以触诊时，可用听诊器听心率 1min。

【实训作业】

1. 写出生命体征监测的关键点。

2. 分析自己操作成功或失败的原因。

3. 写出自己在今后的护理实训过程中需要改进的地方。

【操作评分】

项目		分值	评分观测点	评分级别			得分
				I	II	III	
操作前准备	评估	5	（1）评估患者项目齐全，方法规范	3	2	1	
			（2）礼貌称呼，沟通有效	2	1	0	
	护士准备	6	衣帽整洁，举止端庄，语言恰当	6	5	4	
	用物准备	2	用物齐全、正确	2	1	0	
	环境准备	3	环境清洁、宽敞、光线充足	3	2	1	
操作过程	核对解释	3	（1）核对方法正确、规范	2	1	0	
			（2）解释全面、有效，嘱配合方法	1	0.5	0	
	监测体温	15	（1）监测方法正确、规范	5	4	2	
			（2）监测时间正确	4	3	2	
			（3）读取方法正确，结果准确	3	2	2	
			（4）征求对监测部位的意见	3	2	1	
	监测脉搏	12	（1）监测方法正确、规范	6	5	3	
			（2）监测时间正确，结果准确	3	2	1	
			（3）征求对监测部位的意见	3	2	1	
	监测呼吸	12	（1）监测方法正确、规范	7	5	3	
			（2）监测时间正确，结果准确	5	4	3	
	监测血压	20	（1）监测方法正确、规范	10	8	5	
			（2）监测结果准确	5	4	3	
			（3）征求对监测部位的意见	3	2	1	
			（4）暖胸件	2	1	0	
	整理记录	4	（1）患者卧位舒适，询问感受	2	1	0	
			（2）记录方法正确，数值准确	2	1	0	
	操作后处理	8	用物处理恰当	8	6	4	
	总评	10	动作轻稳、正确、无菌观念强	7	5	3	
			操作时间 < 10min	3	2	1	
	总分	100					

项目四 鼻 饲 法

鼻饲法是指将导管经鼻腔插入胃内，从管内灌注流质食物、水和药物的方法。常用于不能经口进食者，如昏迷、口腔疾病、口腔手术后的患者；早产儿；病情危重的患者；拒绝进食的患者。

● 案例1-4 --

患者王某，女，76岁。因脑出血入院，入院3d一直处于昏迷状态，颅内压增高，生命体征尚可，心肾功能良好。需给予鼻饲饮食。

讨论：

1. 你在给患者王某插胃管前需要评估患者哪些情况？

2. 患者王某处于昏迷状态，给她插胃管和给清醒患者插胃管的不同之处是什么？

3. 保证胃管顺利插入胃内需要注意哪些情况？

【目的】

保证患者摄入热能和蛋白质等多种营养素，促进患者早日康复。

【操作流程】

操作前准备	1. 查对　两名护士核对医嘱单、执行单，签名
	2. 评估患者
	（1）患者病情、年龄、意识状态、心理状态、自理能力及合作程度
	（2）患者既往有无插胃管经历
	（3）患者鼻腔状况：黏膜有无肿胀、炎症、鼻中隔偏曲、息肉等
	（4）告知患者操作方法、目的，指导患者配合
	3. 护士准备　洗手，戴口罩
	4. 用物准备
	（1）插管用物：治疗车上层放置治疗盘，治疗巾（内置：治疗碗2个，分别盛有温开水、纱布、止血钳或镊子1把，治疗巾1块，无菌干棉签，一次性胃管，小药杯内置1块纱布，50ml注射器，压舌板），治疗巾外置：弯盘、鼻饲液、温度计、胶布或导管固定装置、别针、液状石蜡、听诊器、记录单、笔、速干手消毒液、手套。治疗车下层放置医疗垃圾桶
	（2）拔管用物：治疗车上层放置治疗盘、治疗巾、弯盘、手套、纱布、松节油、棉签。治疗车下层放置医疗垃圾桶
	5. 环境准备　操作环境整洁、安静、光线充足
	6. 测温　测量温开水及鼻饲液温度
操作流程	1. 核对解释　携用物至床旁，核对患者腕带信息，向患者（昏迷患者向家属）解释操作目的，取得配合
	2. 安置卧位，清洁鼻腔　取坐位或半坐卧位或仰卧位，找到剑突位置，颌下铺治疗巾，放弯盘于便于取用处，备好胃管固定用物，选择通畅一侧鼻腔并清洁鼻腔
	3. 插管　将液状石蜡倒于小药杯中的纱布上，戴上手套，取出并检查胃管是否通畅，测量插入长度，润滑胃管前段，由一侧鼻腔缓缓插入至咽喉部（14～16cm）时，嘱患者做吞咽动作，迅速将胃管插入至所需长度
	昏迷患者插管前让患者去枕头向后仰，当胃管插入15cm时，使下颌靠近胸骨柄，缓缓插至预定长度
	4. 检查固定　检查胃管是否在胃内（①"抽"：用注射器连接胃管回抽有胃液；②"听"：将听诊器放于胃部，用注射器经胃管快速向胃内注入10ml空气，听到气过水声；③将胃管末端放入水中无气泡逸出），固定胃管，标注置管时间
	5. 灌注　先灌注少量温开水，再注入流质饮食或药物，再注入少量温开水（图1-4-1）
	6. 整理　灌注完毕，将胃管末端抬高关闭，用无菌纱布包好固定于衣领或枕旁，脱手套，安置患者于舒适卧位，交代注意事项，整理用物
	7. 洗手记录　洗手后记录患者鼻饲饮食的种类、量、温度及患者反应
拔管流程	1. 核对解释　携用物至床旁，核对患者腕带信息，解释拔管原因和拔管配合方法
	2. 拔管　除去固定胃管用物，铺治疗巾于患者颌下，戴手套，用纱布包裹鼻孔处胃管，嘱患者做深呼吸，患者呼气时拔管，至咽喉处时嘱患者屏气，快速拔出胃管，将胃管放于弯盘中（图1-4-2）
	3. 整理　清洗患者口鼻及面部，擦去固定痕迹，协助患者取舒适卧位，整理床单位

| 操作后整理 | 1. 按医用垃圾分类处理用物
2. 洗手、记录
3. 交代注意事项 |

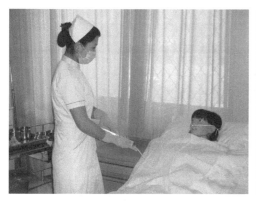

图 1-4-1　灌注鼻饲饮食

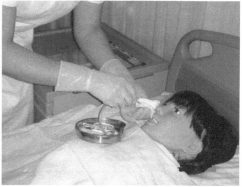

图 1-4-2　拔胃管

【实训评价】

1. 清醒患者理解插管的目的，能主动配合，插管顺利；昏迷患者无损伤等并发症发生，插管顺利。

2. 患者通过鼻饲获得营养、水及药物。

3. 护士操作熟练、规范，无损伤及并发症出现。

【注意事项】

1. 插管过程中若患者出现呛咳、呼吸困难、发绀等表现，说明胃管误入气管，应立即拔出，待患者休息片刻后重新插入。

2. 每天检查胃管插入的深度，鼻饲前检查胃管是否在胃内，并检查患者有无胃潴留。

3. 鼻饲给药时应先研碎，溶解后注入，鼻饲前后均应注入适量温开水冲洗导管，防止管道堵塞。

4. 对长期鼻饲的患者，应当定期更换胃管。

【实训作业】

1. 找出鼻饲法的关键点。

2. 分析自己操作成功或失败的原因。

【操作评分】

项目		分值	评分观测点	评分级别			得分
				Ⅰ	Ⅱ	Ⅲ	
操作前准备	评估	5	（1）评估患者项目齐全，方法规范	3	2	1	
			（2）礼貌称呼，沟通有效	2	1	0	
	护士准备	6	衣帽整洁，举止端庄，语言恰当	6	5	4	
	用物准备	2	用物齐全、正确	2	1	0	
	环境准备	3	环境清洁、宽敞、光线充足	3	2	1	

续表

项目		分值	评分观测点	评分级别			得分
				I	II	III	
操作过程	核对解释	10	（1）核对方法正确、规范	5	3	1	
			（2）解释全面、有效，嘱配合方法	5	3	1	
	插管	20	（1）测量胃管长度准确	5	4	3	
			（2）润滑胃管前段正确、有效	5	4	3	
			（3）插入过程顺利	10	7	5	
	检查固定	12	（1）检查胃管在胃内方法正确	6	5	4	
			（2）固定方法正确，标注无误	6	5	4	
	灌注	12	（1）灌注流质饮食方法规范	5	4	3	
			（2）流质饮食、温开水温度和量适宜	3	2	1	
			（3）灌注毕，固定胃管方法规范	4	3	2	
	拔管	12	（1）查对正确、规范	4	3	2	
			（2）拔管过程规范、顺利	8	6	4	
操作后处理		8	（1）患者卧位舒适，询问感受	4	3	2	
			（2）记录方法正确，数值准确	4	3	2	
总评		10	动作轻稳、正确、无菌观念强	7	5	3	
			操作时间＜10min	3	2	1	
总分		100					

项目五　皮内注射法

皮内注射法是将少量无菌药液注入表皮和真皮之间的方法。

● 案例1-5

患者杨某，女，34岁。大叶性肺炎住院治疗，医嘱：青霉素皮试。

讨论：

1. 你在给该患者进行青霉素皮试前需要评估患者哪些情况？

2. 皮内注射时需要注意什么？

【目的】

用于药物过敏试验、预防接种及局部麻醉的先驱步骤。

【操作流程】

操作前准备	1. 评估
	（1）患者病情、意识、合作程度，治疗情况及用药史、过敏史和家族史
	（2）患者注射部位皮肤情况
	2. 护士准备　衣帽整洁，修剪指甲
	3. 用物准备
	（1）医嘱本或治疗本（卡）

续表

操作前准备	（2）药物准备：遵医嘱备药，依据药量选择合适的一次性注射器 （3）基础治疗盘，另备急救盒（内装 0.1% 盐酸肾上腺素 1 支、地塞米松 1 支、2ml 注射器）和急救物品（吸氧及吸痰用物） 4. 环境准备　环境安静、清洁、宽敞、光线充足，符合注射要求
操作流程	1. 查对备药　核对医嘱、注射卡，检查药物、注射器及用物，铺无菌盘 2. 核对解释　备齐用物携至患者床旁，核对患者腕带信息并做好解释 3. 定位消毒　根据病情协助患者取坐位或卧位，选择前臂掌侧下段内侧，无菌棉签蘸取 70% 乙醇以注射点为中心螺旋式消毒皮肤 2 遍，直径 ≥ 5cm（预防接种按要求进行消毒；局部麻醉按常规消毒注射部位皮肤），待干 4. 固定进针　再次核对，排尽空气，操作者左手绷紧皮肤，右手持注射器，示指固定针栓，针头斜面向上与皮肤呈 5° 刺入皮内，针头斜面完全进入皮内（图 1-5-1） 5. 注药拔针　左手拇指固定针栓，右手轻推活塞柄，缓慢注入药液 0.1ml，使局部隆起呈半球状皮丘（图 1-5-2），快速拔针，禁止按压 6. 核对询问　再次核对，询问患者有无不适；协助患者取舒适体位，交代注意事项，告知患者 20min 后观察结果；记录注射时间并签名
操作后整理	1. 整理归位　整理用物，分类处理，注射器的外包装放入生活垃圾袋内，接触患者的用物放入医用垃圾袋内 2. 洗手记录　按要求洗手，准确记录注射时间并签名 3. 结果判断　20min 后由 2 名护士判断结果、记录并双人签名

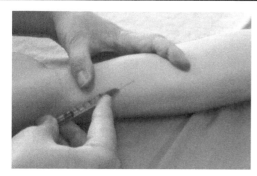
图 1-5-1　皮内注射

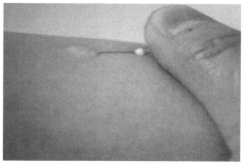
图 1-5-2　皮内注射标准皮丘

【实训评价】

1. 操作熟练、规范。注射一次成功。

2. 操作过程无菌观念强、查对意识好。

3. 患者对操作满意，无不良反应。

4. 护患沟通有效，满足患者的身心需要。

【注意事项】

1. 严格执行查对制度、无菌操作原则及消毒隔离原则。

2. 做药物过敏试验前，应详细询问用药史、过敏史和家族史，备 0.1% 盐酸肾上腺素；如对所注射的药物有过敏史，则不能做皮试；空腹者，先进食，再做皮试。

3. 告知做药物过敏试验者，原地休息 20min，勿搔抓注射部位或按压皮丘，如有不舒服请及时告诉医务人员。

4. 如对皮试结果有怀疑，需做对照试验，应用另一注射器和针头，在另一前臂的相同部位，注入 0.9% 氯化钠溶液 0.1ml，20min 后，对照观察结果。

5. 健康教育　注射前，向患者介绍皮内注射用药的目的和可能出现的症状；注射后告知患者注意事项。

【实训作业】

1.写出皮内注射的关键步骤。

2.总结皮内注射的注意要点。

【操作评分】

项目		分值	评分观测点	评分级别			得分
				I	II	III	
操作前准备	评估	5	（1）评估患者项目齐全，方法规范	3	2	1	
			（2）礼貌称呼，沟通有效	2	1	0	
	护士准备	6	衣帽整洁，举止端庄，语言合适	6	5	4	
	用物准备	2	用物齐全、正确	2	1	0	
	环境准备	3	环境清洁、宽敞，符合注射要求	3	2	1	
操作过程	查对备药	9	（1）核对医嘱、注射卡	3	2	1	
			（2）检查药物、注射器及用物	3	2	1	
			（3）铺无菌盘	3	2	1	
	核对解释	6	（1）核对方法正确、规范	3	2	1	
			（2）解释全面、有效，嘱配合方法	3	2	1	
	定位消毒	9	（1）征求患者注射部位意见	3	2	1	
			（2）卧位舒适，部位正确	3	2	1	
			（3）消毒规范	3	2	1	
	固定进针	16	（1）再次核对，方法正确，无误	4	2	1	
			（2）再次排气规范	4	2	1	
			（3）斜面向上	4	2	1	
			（4）5°刺入	4	2	1	
	注药拔针	16	（1）拇指固定	4	2	1	
			（2）缓慢注药	4	2	1	
			（3）半球隆起	4	2	1	
			（4）正确拔针	4	2	1	
	核对询问	8	（1）再次查对，方法正确，无误	2	1	0	
			（2）关心患者，询问感受	2	1	0	
			（3）安置舒适体位	2	1	0	
			（4）讲解注意事项	2	1	0	
	操作后处理	10	（1）用物处理恰当	4	3	1	
			（2）洗手，记录并签名	2	1	0	
			（3）观察结果并记录	2	1	0	
			（4）感谢患者配合	2	1	0	
	总评	10	患者满意，沟通有效，查对准确，无菌观念强	7	5	3	
			操作时间＜10min	3	2	1	
	总分	100					

项目六 皮下注射法

皮下注射法是将少量无菌药液注入皮下组织的方法。

● 案例 1-6

患者王某，男，20岁。因首次注射青霉素后出现头晕、面色苍白，冷汗淋漓，脉搏细数，血压 60/40mmHg，医嘱：0.1% 肾上腺素 1mg H，st。

讨论：

1. 该患者的症状属于什么问题？
2. 注射肾上腺素时需要注意什么？

【目的】

用于不能或不宜经口服给药的患者，或要求较口服给药产生作用迅速而又较肌内注射、静脉注射吸收较慢的情况，如预防接种或局部麻醉、胰岛素、肾上腺素等药物的注射。

【操作流程】

操作前准备	1. 评估	
	（1）患者病情、意识、合作程度，治疗情况及用药史、过敏史和家族史	
	（2）患者注射部位皮肤及皮下组织情况	
	2. 护士准备　衣帽整洁，修剪指甲	
	3. 用物准备　医嘱本或治疗本。0.1% 肾上腺素 1mg，2ml 一次性注射器，基础治疗盘	
	4. 环境准备　环境安静、清洁、宽敞、光线充足，符合注射要求	
操作流程	1. 查对备药　核对医嘱、注射卡，检查药物、注射器及用物，铺无菌盘	
	2. 核对解释　备齐用物携至患者床旁，核对患者腕带信息并做好解释	
	3. 定位消毒　根据病情协助患者取合适体位，选择并暴露注射部位（图 1-6-1）；常规消毒注射部位皮肤，直径 ≥5cm，待干	
	4. 固定进针　再次核对，排尽空气，操作者左手绷紧皮肤，右手持注射器，用示指固定针栓，针头斜面向上，与皮肤呈 30° ～40°，刺入针梗的 1/2 ～2/3（图 1-6-2）	
	5. 注药拔针　右手固定针栓，左手抽动活塞柄，抽吸无回血，缓慢推注药液，注药毕用无菌干棉签轻压穿刺点快速拔针	
	6. 核对询问　再次查对，询问患者有无不适，协助患者取舒适体位，交代注意事项	
操作后整理	1. 整理用物　分类处理垃圾，注射器的外包装放入生活垃圾袋内，接触患者的用物放入医用垃圾袋内	
	2. 洗手记录　按要求洗手，准确记录注射时间并签名	
	3. 健康教育　向患者交代注意事项，进行相关健康教育	

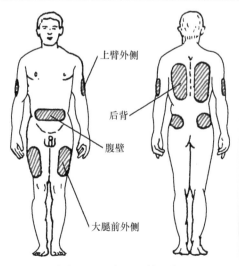

图 1-6-1　皮下注射部位

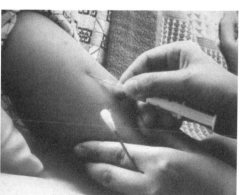

图 1-6-2　皮下注射

【实训评价】

1. 操作熟练、规范。

2. 操作过程无菌观念强、查对意识好。

3. 患者对操作满意,无不良反应。

4. 护患沟通有效,满足患者的身心需要。

【注意事项】

1. 严格执行查对制度、无菌操作原则及消毒隔离原则。

2. 刺激性强的药物不宜做皮下注射。

3. 注射少于1ml的药液,应用1ml注射器,以保证注入剂量准确。

4. 进针角度不宜超过45°,以免刺入肌层。过瘦者或小儿可捏起注射部位皮肤,并适当减小进针角度。

5. 长期进行皮下注射的患者,应建立注射部位的使用计划,经常更换注射部位,以利药物的吸收。

【实训作业】

1. 写出皮下注射的关键步骤。

2. 总结皮下注射的注意要点。

【操作评分】

项目		分值	评分观测点	评分级别			得分
				I	II	III	
操作前准备	评估	5	(1)评估患者项目齐全,方法规范	3	2	1	
			(2)礼貌称呼,沟通有效	2	1	0	
	护士准备	6	衣帽整洁,举止端庄,语言合适	6	5	4	
	用物准备	2	用物齐全、正确	2	1	0	
	环境准备	3	环境清洁、宽敞,符合注射要求	3	2	1	
操作过程	查对备药	9	(1)核对医嘱、注射卡	3	2	1	
			(2)检查药物、注射器及用物	3	2	1	
			(3)铺无菌盘	3	2	1	
	核对解释	6	(1)核对方法正确、规范	3	2	1	
			(2)解释全面、有效,嘱配合方法	3	2	1	
	定位消毒	9	(1)征求患者注射部位意见	3	2	1	
			(2)卧位舒适,部位正确	3	2	1	
			(3)消毒规范	3	2	1	
	固定进针	16	(1)再次核对	4	2	1	
			(2)再次排气	4	2	1	
			(3)斜面向上	4	2	1	
			(4)30°～40°刺入	4	2	1	
	注药拔针	16	(1)抽吸无回血	4	2	1	
			(2)缓慢注药	4	2	1	
			(3)按压正确	4	2	1	
			(4)快速拔针	4	2	1	

续表

项目		分值	评分观测点	评分级别			得分
				I	II	III	
操作过程	核对询问	8	（1）再次查对	2	1	0	
			（2）关心患者、询问感受	2	1	0	
			（3）安置舒适体位	2	1	0	
			（4）讲解注意事项	2	1	0	
	操作后处理	10	（1）用物处理恰当	4	3	1	
			（2）洗手，记录并签名	3	2	1	
			（3）感谢患者配合	3	2	1	
	总评	10	患者满意，沟通良好，查对准确，无菌观念强	7	5	3	
			操作时间＜10min	3	2	1	
	总分	100					

项目七　肌内注射法

肌内注射法是将无菌药液注入肌肉组织内的方法。

● 案例 1-7 --

患者陈某，女，16 岁。因转移性右下腹疼痛 6h 收入普外科，诊断为急性阑尾炎。现需要手术治疗。医嘱：阿托品 0.5mg im 术前 30min。

讨论：

1. 为该患者注射前需要做哪些准备？

2. 如何对患者的注射部位进行正确定位？

【目的】

用于需要快速产生疗效，且不宜或不能口服、皮下注射、静脉注射的患者。

【操作流程】

操作前准备	1. 评估
	（1）患者病情、意识、合作程度，治疗情况及用药史、过敏史和家族史
	（2）患者肢体活动度、注射部位皮肤及肌肉组织状况
	2. 护士准备　熟悉肌内注射的操作方法，熟悉肌内注射常用部位（图 1-7-1）；能正确运用十字法、连线法进行臀大肌注射定位（图 1-7-2）；能正确运用三横指定位法、示指与中指定位法进行臀中肌、臀小肌注射定位（图 1-7-3）；能正确进行上臂三角肌注射定位（图 1-7-4）；修剪指甲、洗手、戴口罩
	3. 用物准备　医嘱本或治疗本。阿托品 0.5mg，2ml 一次性注射器，基础治疗盘
	4. 环境准备　环境安静、清洁、宽敞、光线充足，符合注射要求，保护患者隐私（必要时拉窗帘、屏风遮挡）
操作流程	1. 查对备药　核对医嘱、注射卡，检查药物、注射器及用物，铺无菌盘
	2. 核对解释　备齐用物携至患者床旁，核对患者腕带信息并做好解释
	3. 定位消毒　根据病情可取坐位或卧位，选择并暴露注射部位（以臀大肌注射为例），常规消毒注射部位皮肤，直径≥5cm，待干
	4. 固定进针　再次核对，排尽空气，操作者左手拇指和示指绷紧皮肤，右手持注射器，用中指固定针栓，如握毛笔姿势，针头和皮肤呈 90°刺入针梗的 1/2～2/3（图 1-7-5）

续表

操作流程	5.注药拔针 快速拔针	右手固定注射器，左手抽动活塞柄，抽吸无回血，缓慢推注药液，注药毕用无菌干棉签轻压穿刺点
	6.核对询问	再次查对，询问患者有无不适，协助患者取舒适体位，交代注意事项
操作后整理	1.整理用物	分类处理垃圾，注射器的外包装放入生活垃圾袋内，接触患者的用物放入医用垃圾袋内
	2.洗手记录	按要求洗手，准确记录注射时间并签名
	3.健康教育	向患者交代注意事项，进行相关健康教育

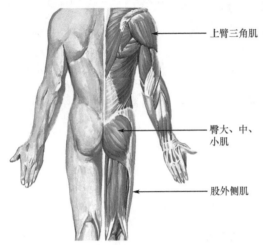

图1-7-1 肌内注射常用部位

上臂三角肌

臀大、中、小肌

股外侧肌

【实训评价】

1.操作熟练、规范。

2.操作过程无菌观念强、查对意识好。

3.患者对操作满意，无不良反应。

4.护患沟通有效，满足患者的身心需要。

【注意事项】

1.严格执行查对制度、消毒隔离制度、无菌操作原则及注射原则。

2.2岁以下婴幼儿不宜进行臀大肌注射，因其臀部肌肉较薄，可导致肌肉萎缩，或损伤坐骨神经。

3.需长期进行肌内注射的患者，注射部位应交替使用，以避免硬结的发生，必要时可热敷或进行理疗。

4.如果两种药液同时注射，应注意配伍禁忌。

5.回抽时若有回血，可拔出少许再试抽，如仍有回血，须拔出后重新选择部位注射。

6.在注射过程中一旦发生断针，切勿慌张，应马上用手捏紧局部肌肉，防止针头移位，并尽快用止血钳夹紧外露端拔出针梗。

【实训作业】

1.写出肌内注射操作的关键点。

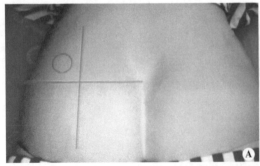
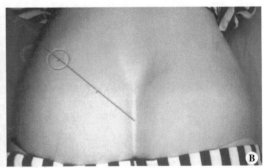

图1-7-2 臀大肌注射定位图

A.十字法；B.连线法

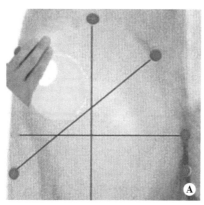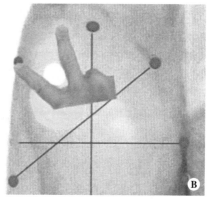

图 1-7-3　臀中肌、臀小肌注射定位图

A.三横指定位法；B.示指与中指定位法

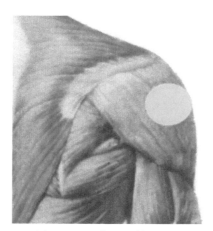

图 1-7-4　三角肌注射定位图

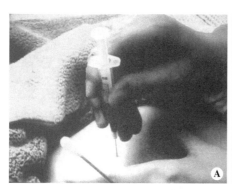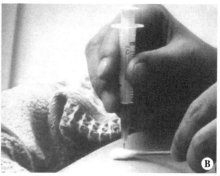

图 1-7-5　臀大肌肌内注射

2. 分析自己操作成功或失败的原因。

3. 写出自己在今后的护理实训过程中需要改进的地方。

【操作评分】

项目		分值	评分观测点	评分级别			得分
				I	II	III	
操作前准备	评估	5	（1）评估患者项目齐全，方法规范	3	2	1	
			（2）礼貌称呼，沟通有效	2	1	0	
	护士准备	6	衣帽整洁，举止端庄，语言合适	6	5	4	
	用物准备	2	用物齐全、正确	2	1	0	
	环境准备	3	环境清洁、宽敞，符合注射要求	3	2	1	
操作过程	查对备药	9	（1）核对医嘱、注射卡	3	2	1	
			（2）检查药物、注射器及用物	3	2	1	
			（3）铺无菌盘	3	2	1	
	核对解释	6	（1）核对方法正确、规范	3	2	1	
			（2）解释全面、有效，嘱配合方法	3	2	1	
	定位消毒	9	（1）征求患者注射部位意见	3	2	1	
			（2）卧位舒适，部位正确	3	2	1	
			（3）消毒规范	3	2	1	
	固定进针	16	（1）再次核对	4	2	1	
			（2）再次排气	4	2	1	
			（3）握笔姿势	4	2	1	
			（4）垂直刺入	4	2	1	
	注药拔针	16	（1）抽吸无回血	4	2	1	
			（2）缓慢注药	4	2	1	
			（3）按压正确	4	2	1	
			（4）快速拔针	4	2	1	
	核对询问	8	（1）再次查对	2	1	0	
			（2）关心患者、询问感受	2	1	0	
			（3）安置舒适体位	2	1	0	
			（4）讲解注意事项	2	1	0	
	操作后处理	10	（1）用物处理恰当	4	3	1	
			（2）洗手，记录并签名	3	2	1	
			（3）感谢患者配合	3	2	1	
	总评	10	患者满意，沟通良好，查对准确，无菌观念强	7	5	3	
			操作时间＜10min	3	2	1	
	总分	100					

项目八　密闭式周围静脉输液法

 密闭式周围静脉输液法

密闭式周围静脉输液法是利用原装密封瓶或软包装密封袋插入一次性输液器进行输液的方法。

● 案例 1-8-1 ----------

患者陈某，男，57岁。因胸闷、气短、活动耐力下降伴双下肢水肿3个月入院，诊断为冠心病、心律失常。医嘱：5% 葡萄糖注射液 250ml+ 硝酸甘油 10mg iv drip，st，15 滴 / 分。

讨论：

1. 你在给患者陈某密闭式周围静脉输液前需要评估哪些情况？

2. 进行密闭式周围静脉输液的注意事项有哪些？

【目的】

1. 补充水和电解质，调节或维持人体内水、电解质及酸碱的平衡。

2. 增加循环血量，改善微循环，维持血压。

3. 输入药物，治疗疾病。

4. 补充营养，供给热能，促进组织修复，获得正氮平衡。

【操作流程】

操作前准备	1. 评估
	（1）患者病情、意识、合作程度，治疗情况及用药史、过敏史和家族史
	（2）患者肢体活动度、注射部位皮肤、静脉充盈度及管壁弹性
	2. 用物准备
	（1）基础治疗盘用物一套、液体和药物(按医嘱准备)、一次性注射器、无菌纱布、压脉带、止血钳(视需要而定)、胶布、瓶套、输液器、输液卡、笔、一次性手套
	（2）治疗盘外备：必要时备夹板、棉垫和绷带、手消毒液、输液架、垃圾桶、锐器回收器
	3. 环境准备　环境整洁、安静、安全、宽敞、光线充足，符合静脉输液要求
	4. 患者准备　告知输液的目的、注意事项及配合方法；选择血管；排空大小便；取舒适体位
操作流程	1. 核对检查　根据医嘱核对床号、姓名、药名、浓度、剂量和时间，检查输液器及输液瓶（袋）
	2. 填写加药　在瓶签上填写输液内容或将标签倒贴于输液瓶（袋）上，套上瓶套，开启输液瓶
	3. 插输液器　检查输液器的质量，关闭调节器，将带有排气孔的输液管插入瓶塞至针头根部
	4. 再次核对　请另一护士核对并签名。携用物至床旁，再次核对床号、姓名，解释，询问大小便，安置合适体位，挂妥输液瓶，备胶布，戴手套
	5. 消毒皮肤　选择合适血管，垫小枕，在穿刺点上方 6cm 处扎压脉带，消毒穿刺部位皮肤，待干（图 1-8-1）
	6. 排尽空气　滴管内液面达 1/2 ～ 2/3，排尽输液管和针头内的空气，关闭调节器（图 1-8-2）
	7. 穿刺固定　再次核对，嘱患者握拳，针头斜面朝上，行静脉穿刺，见回血，再沿血管走向平行送入少许（图 1-8-3）。松止血带，嘱患者松拳，松开调节器，液体滴入通畅后妥善固定（图 1-8-4）
	8. 调节记录　根据患者病情、年龄及药液性质调节滴速（图 1-8-5）。取下止血带和小垫枕，脱手套，协助患者取舒适卧位，再次核对无误后，记录输液的时间、滴速并签全名，挂输液卡于输液架上
	9. 指导患者　置呼叫器于患者易取处，交代注意事项，进行健康教育
	10. 整理用物　垃圾分类处理，洗手，脱口罩
	11. 观察病情　输液中加强巡视，注意输液反应，如发现异常立即处理
拔针流程	1. 核对解释　携用物至床旁，核对患者腕带信息，解释拔针原因和拔针配合方法
	2. 拔针按压　确认输液完毕，轻揭胶布，用无菌干棉签或无菌纱布轻压穿刺点上方，关闭调节器，快速拔针并按压
	3. 协助取位　协助患者取舒适卧位，整理床单位
操作后整理	1. 整理用物　分类处理垃圾，注射器的外包装放入生活垃圾袋内，接触患者的用物放入医用垃圾袋内
	2. 洗手记录　按要求洗手，准确记录注射时间并签名
	3. 健康教育　向患者交代注意事项，进行相关健康教育

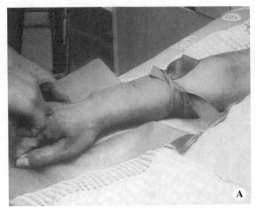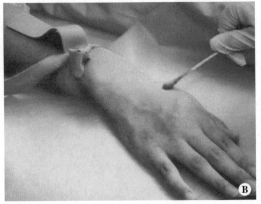

图 1-8-1　扎带消毒

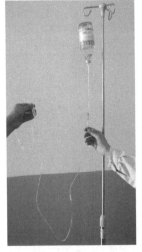

图 1-8-2　静脉输液排气

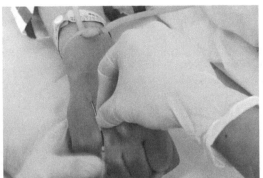

图 1-8-3　静脉输液穿刺

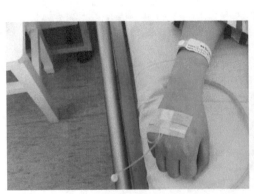

图 1-8-4　输液固定

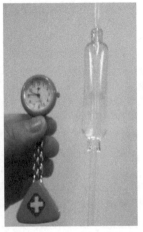

图 1-8-5　调节滴速

【实训评价】

1.能正确执行无菌操作和查对制度，操作规范、熟练、轻柔。

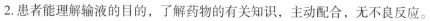

2.患者能理解输液的目的，了解药物的有关知识，主动配合，无不良反应。

【注意事项】

1.严格执行无菌操作及查对制度。

2.输液瓶内加入药物时，应根据治疗原则，按急、缓和药物在血液中维持的有效浓度、时间等情况，进行合理安排。注意药物的配伍禁忌。

3.根据患者病情、年龄及药液性质调节滴速。一般成人40～60滴/分，儿童20～40滴/分。对年老、体弱，心、肺、肾功能不良者，婴幼儿或输入刺激性较强的药物时速度宜慢；对严重脱水、血容量不足、心肺功能良好者输液速度适当加快。

4.注意保护和合理使用静脉，长期输液者，一般从远端小静脉开始。刺激性强及特殊药物，应确保针头在血管内再加入药物。

5.昏迷、不合作的患者输液时可选择静脉留置针输液，如选择四肢静脉输液时，需用夹板固定，小儿宜选用头皮静脉输液。

6.输液过程中加强巡视，严密观察输液情况及患者主诉，观察针头及输液管有无漏液、针头有无脱出、阻塞或移位，输液管有无扭曲受压，溶液滴入速度及局部皮肤有无肿胀、疼痛等，发现异常应及时处理与报告。

7.输液前，输液管内空气要排尽，输液过程中要及时更换输液瓶，输液完毕要及时拔针，严防造成空气栓塞。

8.持续输液24h以上者，需每天更换输液器。

【实训作业】

1.分析密闭式周围静脉输液时溶液不滴的原因。

2.分析静脉穿刺成功或失败的原因。

【操作评分】

项目		分值	评分观测点	评分级别			得分
				I	II	III	
操作前准备	评估	5	（1）评估患者项目齐全，方法规范	3	2	1	
			（2）礼貌称呼，沟通有效	2	1	0	
	护士准备	6	衣帽整洁，举止端庄，语言恰当	6	5	4	
	用物准备	2	用物齐全、正确	2	1	0	
	环境准备	3	环境清洁、宽敞、光线充足，符合输液要求	3	2	1	
操作过程	核对解释	5	（1）核对方法正确、规范	2	1	0	
			（2）解释全面、有效，嘱配合方法	1	0.5	0	
			（3）询问大小便	2	1	0	
	填写加药	4	（1）填写内容及格式正确	2	1	0	
			（2）添加药物注意无菌	2	1	0	
	插输液器	3	输液管插入瓶塞至针头根部	3	2	1	
	再次核对	3	核对无误	3	2	1	
	消毒皮肤	9	（1）血管选择合适	3	2	1	
			（2）扎带正确	3	2	1	
			（3）消毒方法、范围正确	3	2	1	
	排尽空气	6	（1）方法正确	3	2	1	
			（2）无气泡遗留、调节器关闭	3	2	1	

续表

项目		分值	评分观测点	评分级别			得分
				I	II	III	
操作过程	穿刺固定	12	（1）操作中核对	3	2	1	
			（2）患者握拳	3	2	1	
			（3）一次穿刺成功	2	1	0	
			（4）固定妥善	2	1	0	
			（5）询问感受	2	1	0	
	调节记录	6	滴速正确、记录正确	6	4	2	
	指导患者	3	呼叫器放置妥当，嘱咐注意事项	3	2	1	
	整理用物	3	用物处理恰当	3	2	1	
	观察病情	6	能正确判断输液反应及处理	6	4	2	
	拔针	6	（1）查对正确、规范	3	2	1	
			（2）拔针过程规范、无出血	3	2	1	
操作后处理		8	（1）用物处理恰当	2	1	0	
			（2）洗手，记录并签名	3	2	1	
			（3）感谢患者配合	3	2	1	
总评		10	动作轻稳、正确、无菌观念强	7	5	3	
			操作时间＜12min	3	2	1	
总分		100					

 ## 外周静脉留置针输液法

外周静脉留置针输液法是将导管留置针置入周围静脉进行输液的方法。因可以保护静脉，减少反复穿刺给患者造成的痛苦和血管损伤，保持静脉通道畅通，便于抢救和治疗，同时也减轻护理人员的工作压力，有利于提高工作效率和质量，目前在临床使用越来越广泛。

● 案例1-8-2

患者刘某，男，60岁。今晨起床后发现口齿不清、左上肢麻木，即刻来院门诊，经头部MRI检查，诊断：右基底节脑血栓形成，收住神经内科。查体：T 36℃，P 82次/分，R 20次/分，BP 146/96mmHg，意识清楚，瞳孔等大等圆，对光反射灵敏。入院后第二天，患者诉剧烈头痛，呕吐一次，呈喷射状，医嘱：20%甘露醇125ml iv drip，st。

讨论：

1. 你在给患者刘某外周静脉留置针输液前需要评估哪些情况？

2. 进行外周静脉留置针输液的注意事项有哪些？

【目的】

1. 补充水和电解质，调节或维持人体内水、电解质及酸碱的平衡。

2. 增加循环血量，改善微循环，维持血压。

3. 输入药物，治疗疾病。

4. 补充营养，供给热能，促进组织修复，获得正氮平衡。

【操作流程】

操作前准备	1.评估
	（1）患者病情、意识、合作程度，治疗情况及用药史、过敏史和家族史
	（2）患者肢体活动度、注射部位皮肤、静脉充盈度及管壁弹性
	2.护士准备 着装整齐，修剪指甲，洗手，戴口罩，熟悉患者病情、所用药物和液体的性质及操作流程
	3.用物准备
	（1）基础治疗盘用物一套、液体和药物（按医嘱准备）、一次性注射器、无菌纱布、压脉带、止血钳（视需要而定）、胶布、瓶套、输液器、输液卡、笔、一次性手套、静脉留置针、无菌透明敷贴
	（2）治疗盘外备：必要时备夹板、棉垫和绷带、手消毒液、输液架、垃圾桶、锐器回收器
	4.环境准备 环境整洁、安静、安全、宽敞、光线充足，符合静脉输液要求
操作流程	1.核对检查 根据医嘱核对床号、姓名、药名、浓度、剂量和时间，检查输液器及输液瓶（袋）
	2.填写加药 在瓶签上填写输液内容或将标签倒贴于输液瓶（袋）上，套上瓶套，开启输液瓶
	3.插输液器 检查输液器的质量，关闭调节器，将带有排气孔的输液管插入瓶塞至针头根部，连接套管针
	4.再次核对 请另一护士核对并签名。携用物至床旁，再次核对床号、姓名，解释，安置合适体位，挂妥输液瓶，备无菌透明敷贴，戴手套
	5.消毒皮肤 选择合适血管，垫小枕，在穿刺点上方10cm处扎压脉带，消毒穿刺部位皮肤，范围为直径6～8cm，待干
	6.排尽空气 滴管内液面达1/2～2/3满，排尽输液管和针头内的空气，关闭调节器
	7.穿刺静脉 除去留置针护针套，左手绷紧皮肤，右手持留置针，保持针尖斜面向上，针头与皮肤呈15°～30°刺入，见回血后，放平穿刺针继续推进0.3～0.5cm；以一手先将针芯后撤0.5cm后再固定，另一手将外套管沿血管方向全部送入静脉，退出针芯
	8.松带固定 松止血带，嘱患者松拳，打开调节器，用无菌透明敷贴固定导管于皮肤上（图1-8-6），脱手套，写明留置日期、时间
	9.调节记录 根据患者病情、年龄及药液性质调节滴速。取下压脉带和小垫枕，脱手套，协助患者取舒适卧位，再次核对无误后，记录输液的时间、滴速并签全名，挂输液卡于输液架上
	10.指导患者 置呼叫器于患者易取处，交代注意事项，进行健康教育
	11.整理用物 垃圾分类处理，洗手，脱口罩
	12.观察病情 输液中加强巡视，注意输液反应，如发现异常立即处理
	13.正压封管 输液将结束时，关闭调节器，拔出输液器针头。常规消毒肝素帽胶塞，将抽好封管液的注射器针头插入肝素帽胶塞内进行脉冲正压封管。边退针边推封管液，直至针头完全退出，保证正压封管
	14.再次输液 再次输液时，常规消毒肝素帽胶塞，将输液器针头插入肝素帽胶塞内，打开调速器调节滴速，开始输液
拔管流程	1.核对解释 携用物至床旁，核对患者腕带信息，解释拔管原因和拔管配合方法
	2.拔管按压 确认输液完毕，揭去敷贴，迅速拔针，按压片刻至不出血
	3.协助取位 协助患者取舒适卧位，整理床单位
操作后整理	1.整理用物 分类处理垃圾，注射器的外包装放入生活垃圾袋内，接触患者的用物放入医用垃圾袋内
	2.洗手记录 按要求洗手，准确记录注射时间并签名
	3.健康教育 向患者交代注意事项，进行相关健康教育

【实训评价】

1.能正确执行无菌操作和查对制度，操作规范、熟练、轻柔。

2.患者能理解外周静脉留置针输液的目的，了解药物的有关知识，主动配合，无不良反应。

【注意事项】

1.严格掌握留置时间。一般可保留3～5d，最长不超过7d，具体参照使用说明书。

2.勤巡视、勤观察，防止发生并发症，如静脉炎、导管堵塞、静脉血栓、液体渗漏及皮下血肿，并询问患者有无疼痛与不适。如有异常，立即拔管并处理。

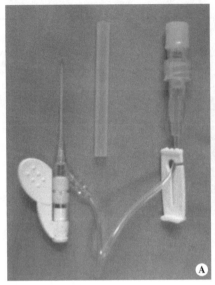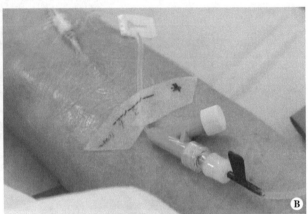

图 1-8-6　外周静脉留置针输液法

A. 留置针；B. 留置针固定

3.注意保护置有留置针的肢体,尽量减少肢体的活动,避免肢体呈下垂姿势和被水沾湿。对能下地活动者,不可在下肢留针。

4.输液完后进行正压封管,常用封管液有两种:①无菌生理盐水,每次 5～10ml,每隔 6～8h 重复一次。②稀释肝素溶液,1 支肝素 1.25 万 U 稀释于 125～1250ml 生理盐水中,即每毫升含 10～100U 肝素,每次用量 2～5ml,可维持 12h。

5.每次输液前先抽回血,再用无菌生理盐水冲洗导管。如无回血,冲洗有阻力时,考虑导管堵塞,应立即拔管,不能用注射器用力推注,以免将凝固血栓推进血管,造成栓塞。

【实训作业】

1.分析外周静脉留置针输液时常见并发症的原因。

2.分析外周静脉留置针输液穿刺成功或失败的原因。

【操作评分】

项目		分值	评分观测点	评分级别			得分
				I	II	III	
操作前准备	评估	5	（1）评估患者项目齐全,方法规范	3	2	1	
			（2）礼貌称呼,沟通有效	2	1	0	
	护士准备	6	衣帽整洁,举止端庄,语言恰当	6	5	4	
	用物准备	2	用物齐全、正确	2	1	0	
	环境准备	3	环境清洁、宽敞、光线充足,符合输液要求	3	2	1	
操作过程	核对解释	5	（1）核对方法正确、规范	2	1	0	
			（2）解释全面、有效,嘱配合方法	1	0.5	0	
			（3）询问大小便	2	1	0	
	填写加药	4	（1）填写内容及格式正确	2	1	0	
			（2）添加药物注意无菌	2	1	0	

续表

项目		分值	评分观测点	评分级别			得分
				Ⅰ	Ⅱ	Ⅲ	
操作过程	插输液器	3	输液管插入瓶塞至针头根部	3	2	1	
	再次核对	3	核对无误	3	2	1	
	消毒皮肤	9	（1）血管选择合适	3	2	1	
			（2）扎带正确	3	2	1	
			（3）消毒方法、范围正确	3	2	1	
	排尽空气	6	（1）方法正确	3	2	1	
			（2）无气泡遗留、调节器关闭	3	2	1	
	穿刺固定	12	（1）操作中核对	3	2	1	
			（2）患者握拳	3	2	1	
			（3）一次穿刺成功	2	1	0	
			（4）固定妥善	2	1	0	
			（5）询问感受	2	1	0	
	调节记录	6	滴速正确、记录正确	6	4	2	
	指导患者	3	呼叫器放置妥当，嘱注意事项	3	2	1	
	整理用物	3	用物处理恰当	3	2	1	
	观察病情	3	能正确判断输液反应及处理	3	2	1	
	正压封管	3	能正确进行封管操作	3	2	1	
	拔管按压	6	（1）查对正确、规范	3	2	1	
			（2）拔管规范，按压正确，无出血	3	2	1	
操作后处理		8	（1）用物处理恰当	2	1	0	
			（2）洗手，记录并签名	3	2	1	
			（3）感谢患者配合	3	2	1	
总评		10	动作轻稳、正确、无菌观念强	7	5	3	
			操作时间＜12min	3	2	1	
总分		100					

项目九 雾化吸入法

雾化吸入法是应用雾化装置将药液分散成细小的雾滴以气雾状喷出，经鼻或口吸入达到治疗效果的给药方法。雾化吸入法奏效快、药物用量小、不良反应轻，在呼吸道局部及全身都可产生治疗作用。常用的雾化吸入法有超声雾化吸入法、氧气雾化吸入法、压缩雾化吸入法、手压式雾化吸入法四种。

超声雾化吸入法是应用超声波声能，将药液变成细微的气雾，再由鼻或口吸入的方法。其雾量大小可以调节，雾滴小而均匀，药液可随深而慢的吸气到达终末支气管和肺泡。

氧气雾化吸入法是借助氧气高速气流，破坏药液表面张力，使药液形成雾状，随吸气进入呼吸道的方法。

● 案例1-9 --

患者王某，女，76岁。慢性支气管炎急性发作，痰液黏稠，不易咳出。医嘱：α-糜蛋白酶0.25mg，庆大霉素8万U，超声波雾化吸入，st。

讨论：

1. 超声雾化吸入的目的是什么？

2. 超声雾化吸入时应注意哪些问题？

【目的】

 超声雾化吸入法的目的

1. 湿化气道，改善通气功能　吸入温暖、潮湿气体以减少对呼吸道的刺激，稀释呼吸道痰液，帮助祛痰。常用于呼吸道湿化不足、痰液黏稠、气道不畅等患者，也作为气管切开术后常规治疗手段。

2. 预防、控制呼吸道感染　吸入抗感染、祛痰药物以消除炎症，减轻呼吸道黏膜水肿，保持呼吸道通畅。常用于呼吸道感染、肺脓肿、肺结核、支气管哮喘等患者，也可作为胸部手术前后患者的常规治疗手段。

3. 解除支气管痉挛　吸入解痉药物以解除支气管痉挛，改善呼吸道通气状况。常用于支气管哮喘、喘息性支气管炎等患者。

4. 治疗肺癌　间歇吸入抗癌药物以治疗肺癌。

 氧气雾化吸入法的目的

1. 改善通气功能，解除支气管痉挛。

2. 预防、控制呼吸道感染。

3. 稀释痰液，促进咳嗽。

【操作流程】

操作前准备	1. 评估患者
	（1）患者病情、治疗情况、用药史，所用药物的药理作用
	（2）患者意识状态、对给药计划的了解、心理状态及合作程度
	（3）患者呼吸道是否感染、通畅，如有无支气管痉挛、呼吸道黏膜水肿、痰液等；患者面部及口腔黏膜状况，如有无感染、溃疡等
	2. 护士准备　洗手、戴口罩，熟悉药物的用法及药理作用，熟练使用雾化吸入器
	3. 用物准备
	（1）雾化吸入器一套：超声波雾化吸入器（图1-9-1）或氧气雾化吸入器一套（图1-9-2）
	（2）常用药物：根据医嘱将药物加入生理盐水中
	1）控制呼吸道感染，消除炎症，常用庆大霉素等抗生素
	2）解除支气管痉挛、减轻呼吸道黏膜水肿，常用氨茶碱、沙丁胺醇、地塞米松等
	3）稀释痰液，帮助祛痰，常用α-糜蛋白酶等
	（3）其他准备：弯盘，冷蒸馏水，治疗巾，电源插座，氧气装置

操作流程	一、超声雾化吸入法
	1. 检查雾化器　洗手、戴口罩，检查并连接雾化器，水槽内加适量冷蒸馏水，水量能够浸没雾化罐底部的透声膜
	2. 加药　将药液用生理盐水稀释至 30～50ml 后加入雾化罐内，检查无漏水后，将雾化罐放入水槽，盖紧水槽盖
	3. 核对解释　携用物至床旁，核对患者腕带信息，向患者解释操作目的，取得配合
	4. 安置卧位　协助患者取舒适卧位，铺治疗巾于患者的颌下
	5. 接通电源　打开电源开关（指示灯亮），预热 3～5min，将定时开关调至所需时间，打开雾化开关，调节雾量
	6. 雾化　将口含嘴放入患者口中或将面罩妥善固定，指导患者做深呼吸，治疗毕，取下口含嘴或面罩，关雾化开关，再关电源开关
	7. 整理　擦干患者面部，协助其取舒适卧位，整理床单位，清理用物，放掉水槽内的水，擦干水槽，将口含嘴、雾化罐、螺纹管浸泡于消毒液内 1h，再洗净晾干备用
	8. 观察　观察超声雾化吸入的治疗效果
	二、氧气雾化吸入法
	1. 加药　洗手、戴口罩，遵医嘱抽吸药液注入雾化器的药杯内，稀释，不超过规定刻度
	2. 核对解释　携用物至患者处，查对患者信息并解释
	3. 调节氧流量　将氧气装置和雾化器相连接，调节氧气流量至 6～8L/min
	4. 安置卧位　协助患者取舒适卧位，指导患者手持雾化器，将吸嘴放入口中，紧闭嘴唇深吸气，用鼻呼气，如此反复，直至药液吸完为止
	5. 整理　取出雾化器，关闭氧气开关，协助清洁口腔，整理床单位，清理用物
	6. 观察　观察氧气雾化吸入的效果
操作后整理	1. 按要求分类处理用物
	2. 洗手、记录

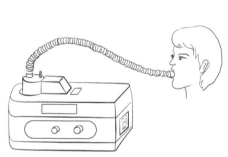

图 1-9-1　超声波雾化吸入器

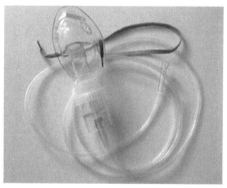

图 1-9-2　一次性氧气雾化吸入器

【实训评价】

1. 患者理解吸入目的，愿意接受并正确配合雾化吸入。

2. 患者感觉舒适，痰液较易咳出，呼吸道痉挛缓解，治疗作用明显。

【注意事项】

1. 严格执行查对制度，遵守消毒隔离原则。

2. 使用前检查雾化器各部件是否完好，有无松动、脱落等异常情况。

3. 水槽和雾化罐内切忌加温水或热水，水槽内无水时，不可开机，以免损坏机器。水槽内须保证有足够的冷蒸馏水，如发现水温超过 50℃ 或水量不足，应关机，更换或加入冷蒸馏水。

4. 水槽底部的晶体换能器和雾化罐底部的透声膜薄而质脆，易破碎，注意操作中不要损坏。

5. 用氧前湿化瓶内勿放水；用氧过程中注意安全，严禁接触烟火和易燃品。

6. 连续使用雾化器时，中间需间隔 30min。

【实训作业】

1. 写出雾化吸入法的目的和注意事项。

2. 分析自己操作成功或失败的原因。

【操作评分】

	项目	分值	评分观测点	评分级别			得分
				I	II	III	
操作前准备	评估	5	（1）评估患者项目齐全，方法规范	3	2	1	
			（2）礼貌称呼，沟通有效	2	1	0	
	护士准备	6	衣帽整洁，举止端庄，语言恰当	6	5	4	
	用物准备	2	用物齐全、正确	2	1	0	
	环境准备	3	环境清洁、宽敞、光线充足	3	2	1	
操作过程	检查雾化器	5	雾化器完好	5	4	3	
	加药	5	加药方法正确、剂量准确	5	4	3	
	核对解释	3	（1）核对方法正确、规范	2	1	0	
			（2）解释全面、有效，嘱配合方法	1	0.5	0	
	安置卧位	3	卧位合适	3	2	1	
	接通电源	2	打开雾化开关，调节雾量大小	2	1	0	
	雾化	28	（1）雾化方法正确	15	10	5	
			（2）指导患者正确呼吸	8	5	3	
			（3）询问患者感受	5	3	1	
	整理	12	（1）查对正确、规范	4	3	2	
			（2）拔管过程规范、顺利	5	3	2	
			（3）询问患者感受	3	2	1	
	记录	8	（1）洗手规范	4	3	1	
			（2）记录正确	4	3	1	
	操作后处理	8	（1）用物处理恰当	2	1	0	
			（2）洗手，记录并签名	3	2	1	
			（3）感谢患者配合	3	2	1	
	总评	10	动作轻稳、正确、无菌观念强	7	5	3	
			操作时间＜8min	3	2	1	
	总分	100					

项目十 灌 肠 法

灌肠法是将一定量的液体由肛门经直肠灌入结肠，以帮助患者清洁肠道、排便、排气或由肠道供给药物，达到缓解症状、协助和治疗疾病为目的的方法。

根据灌肠的目的可分为保留灌肠和不保留灌肠。不保留灌肠又根据灌入的液体量分为大量不保留灌肠和小量不保留灌肠。

● 案例 1-10 --

患者张某，女，76 岁。慢性细菌性痢疾，医嘱：0.5% 新霉素溶液 100ml，保留灌肠，qn。

讨论：

1. 灌肠时患者应取何种卧位？

2. 在操作时应采取哪种措施以利于药物的保留和吸收？

【目的】

1. 大量不保留灌肠目的

（1）软化和清除粪便、解除便秘和肠胀气。

（2）清洁肠道，为肠道手术、检查或分娩做准备。

（3）稀释并清洁肠道内有害物质，减轻中毒。

（4）为高热患者降温。

2. 小量不保留灌肠目的 为腹部或盆腔手术后的患者、危重患者、年老体弱、小儿及孕妇等软化粪便，排除肠道内粪便和气体，解除便秘、减轻腹胀。

3. 保留灌肠的目的 保留灌肠是将药液自肛门灌入并保留在直肠或结肠内，通过肠黏膜吸收药液以达到治疗疾病的目的，常用于镇静、催眠和治疗肠道内感染等。

【操作流程】

操作前准备	一、评估患者
	1. 患者的病情、排便及治疗情况、灌肠的目的
	2. 患者的意识状态、生命体征、心理状况和认知合作程度
	3. 患者的肛门皮肤、黏膜的情况
	二、护士准备 修剪指甲、洗手、戴口罩
	三、用物准备
	1. 大量不保留灌肠
	（1）治疗盘内备灌肠袋，润滑剂，棉签，手套
	（2）治疗盘外备卫生纸，橡胶单，治疗巾，弯盘，便盆，便盆巾，输液架，水温计，屏风
	（3）灌肠溶液：常用 0.1% ～ 0.2% 的肥皂液，0.9% 的氯化钠溶液。成人每次用量为 500 ～ 1000ml，小儿 200 ～ 500ml。溶液温度一般为 39 ～ 41℃，降温时用 28 ～ 32℃，中暑用 4℃的 0.9% 氯化钠溶液
	2. 小量不保留灌肠
	（1）治疗盘内放注洗器、量杯或小容量灌肠筒、肛管、温开水 5 ～ 10ml、遵医嘱准备灌肠液、止血钳、润滑剂、棉签、弯盘、卫生纸、橡胶单、治疗巾、手套
	（2）便盆，便盆巾，屏风
	（3）常用灌肠液："1、2、3" 溶液（50% 硫酸镁溶液 30ml、甘油 60ml、温开水 90ml）；甘油 50ml 加等量温开水；各种植物油 120 ～ 180ml。溶液温度为 38℃
	3. 保留灌肠
	（1）治疗巾内备小容量灌肠筒或注洗器、量杯（内盛灌肠液）、肛管（20 号以下）、温开水 5 ～ 10ml，遵医嘱备灌肠液、止血钳、润滑剂、棉签、清洁手套
	（2）另备弯盘、卫生纸、橡胶单、治疗巾、小垫枕、屏风
	（3）常用溶液：药物及剂量遵医嘱准备，灌肠溶液不超过 200ml。溶液温度 38℃。①镇静催眠用 10% 水合氯醛，剂量按医嘱准备；②抗肠道感染用 2% 小檗碱，0.5% 新霉素或其他抗生素溶液
	四、环境准备 酌情关闭门窗，保持合适的室温，遮挡患者

操作流程	一、大量不保留灌肠（图 1-10-1）
	1.核对解释　携用物至患者床旁，核对患者信息并解释；关闭门窗，屏风遮挡
	2.安置卧位　协助患者取左侧卧位，双膝屈曲，退裤至膝部，臀部移至床沿。垫橡胶单和治疗巾于臀下，置弯盘于臂边。不能自我控制排便的患者可取仰卧位，臀下垫便盆，盖好被子，暴露臀部
	3.润管排气　将灌肠袋挂于输注架上，筒内液面高于肛门 40～60cm，润滑肛管前段，排净管内空气，夹管
	4.插管灌液　一手垫卫生纸分开肛门，暴露肛门口，嘱患者深呼吸，一手将肛管轻轻插入直肠 7～10cm，固定肛管，开放管夹，使液体缓缓流入
	5.拔出肛管
	（1）待灌肠液将流尽时夹管，用卫生纸包裹肛管轻轻拔出放入弯盘内，擦净肛门。取下手套，协助患者取舒适卧位，嘱其尽量保留 5～10min 后，再排便
	（2）对不能下床的患者，给予便器，将卫生纸、呼叫器放于易取处。协助能下床的患者上厕所排便
	6.整理
	（1）排便后及时取出便器，擦净肛门，协助患者穿裤，整理床单位，开窗通风
	（2）观察大便性状，必要时留取标本送检
	二、小量不保留灌肠（图 1-10-2）
	1.核对解释　携用物至患者床旁，核对患者信息并解释；关闭门窗，屏风遮挡；嘱患者排尿
	2.安置卧位　协助患者取左侧卧位，双腿屈膝，退裤至膝部，臀部移至床沿。臀下垫橡胶单与治疗巾
	3.润管排气　戴手套，将弯盘置于臀边，用注洗器抽吸灌肠液，连接肛管，润滑肛管前段，排气夹管
	4.插管灌液　左手垫卫生纸分开臀裂，暴露肛门，嘱患者深呼吸，右手将肛管轻轻插入直肠 7～10cm 固定肛管，松开血管钳，缓缓注入灌肠液，注毕夹管，取下注洗器再吸取溶液，松夹后再行灌注。如此反复直至灌肠溶液全部注入完毕
	5.拔出肛管
	（1）血管钳夹闭肛管尾端或反折肛管尾端，用卫生纸包住肛管轻轻拔出，放入弯盘内
	（2）擦净肛门，取下手套，协助患者取舒适卧位。嘱其尽量保留溶液 10～20min 再排便
	6.整理、观察　用物按医疗垃圾分类处理，观察患者反应
	三、保留灌肠
	1.核对解释　携用物至床旁，再次核对，解释
	2.安置卧位　根据病情选择不同的卧位，垫小垫枕、橡胶单和治疗巾于臀下，使臀部抬高约 10cm（用小垫枕）
	3.润管排气、插管灌液　戴手套，润滑肛管前段，排气后轻轻插入肛门 15～20cm，缓慢注入药液，药液注入完毕，再注入温开水 5～10ml，抬高肛管尾管，使管内溶液全部注完
	4.拔出肛管　管内溶液全部注完，拔出肛管，擦净肛门，取下手套，嘱患者尽量忍耐，保留药液在 1h 以上
	5.整理床单位，观察患者反应
操作后整理	1.按医用垃圾分类处理用物
	2.洗手记录　洗手后在体温单"大便"栏记录灌肠结果

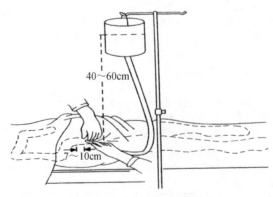

40～60cm

7～10cm

图 1-10-1　大量不保留灌肠法

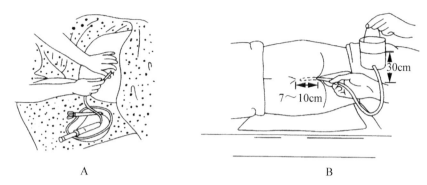

A   B

图 1-10-2 小量不保留灌肠法

【实训评价】

1. 操作熟练、规范。

2. 护患沟通有效，患者配合，操作顺利。

【注意事项】

1. 大量不保留灌肠注意事项

（1）妊娠、急腹症、严重心血管疾病等患者禁灌肠。

（2）伤寒患者灌肠时溶液不得超过 500ml，压力要低（液面不得超过肛门 30cm）。

（3）为肝昏迷患者灌肠时，禁用肥皂水，以减少氨的产生和吸收；充血性心力衰竭和水钠潴留患者禁用 0.9% 氯化钠溶液灌肠。

（4）准确掌握溶液的温度、浓度、流速、压力和溶液的量。

（5）灌肠时患者如有腹胀或便意时，应嘱患者做深呼吸，以减轻不适。

（6）灌肠过程中应随时注意观察患者的病情变化，如发现脉速、面色苍白、出冷汗、剧烈腹痛、心慌气急时，应立即停止灌肠并及时与医生联系，采取急救措施。

2. 小量不保留灌肠注意事项

（1）灌肠时插管深度为 7～10cm，压力宜低，灌肠液注入的速度不得过快。

（2）每次抽吸灌肠液时应反折肛管尾段，防止空气进入肠道，引起腹胀。

3. 保留灌肠注意事项

（1）保留灌肠前嘱患者排便，使肠道排空有利于药液吸收。对灌肠目的和病变部位应了解清楚，以确定患者的卧位和插入肛管的深度。

（2）保留灌肠时肛管选择要细，插入要深，液量不宜过多，压力要低，灌入速度宜慢，以减少刺激，使灌入的药液能保留较长时间，有利于肠黏膜的吸收。

（3）肛门、直肠、结肠手术后的患者及大便失禁的患者，不宜保留灌肠。

【实训作业】

1. 总结三种灌肠法的异同点。

2. 分析自己操作成功或失败的原因。

3. 写出灌肠的注意事项。

【操作评分】

项目		分值	评分观测点	评分级别			得分
				I	II	III	
操作前准备	评估	5	（1）评估患者项目齐全，方法规范	3	2	1	
			（2）礼貌称呼，沟通有效	2	1	0	
	护士准备	6	衣帽整洁，举止端庄，语言恰当	6	5	4	
	用物准备	2	用物齐全、正确	2	1	0	
	环境准备	3	环境清洁，室温合适，遮挡患者	3	2	1	
操作过程	核对解释	10	（1）核对方法正确、规范	5	3	1	
			（2）解释全面、有效，嘱配合方法	5	3	1	
	安置体位	10	（1）卧位安置正确	5	3	1	
			（2）灌肠液距离肛门的距离正确	5	3	1	
	润管排气	12	（1）润滑肛管前段有效	6	5	4	
			（2）排净空气	6	5	4	
	插管灌液	10	（1）肛管插入长度正确	3	2	1	
			（2）灌入液体的量、方法正确	4	3	2	
			（3）询问患者感受	3	2	1	
	拔出肛管	12	（1）拔管方法正确	6	3	2	
			（2）交代患者注意事项	6	3	2	
	整理	12	协助患者取舒适卧位	6	3	2	
			整理床单位	6	3	2	
操作后处理		8	（1）用物处理恰当	2	1	0	
			（2）洗手，记录并签名	3	2	1	
			（3）感谢患者配合	3	2	1	
总评		10	动作轻稳、正确、无菌观念强	7	5	3	
			操作时间＜10min	3	2	1	
总分		100					

项目十一　导　尿　术

导尿术是在严格无菌操作下，将无菌导尿管经尿道插入膀胱引流尿液的方法。

● 案例1-11 --------------------------------------

患者王某，男，58岁。术后8h未排尿，患者情绪紧张，主诉下腹胀痛难忍，虽有强烈尿意，但无法排出，医嘱：导尿，st。

讨论：

1.男女患者导尿的区别是什么？

2.导尿时需要注意什么？

【目的】

 一次性导尿目的

1.为尿潴留患者引流出尿液，减轻其痛苦。

2.协助临床诊断。如留取未受污染的尿标本做细菌培养；测量膀胱容量、压力及检测残余尿；进行尿道或膀胱造影等。

3.为膀胱肿瘤患者进行膀胱化疗。

 留置导尿目的

1.抢救危重患者时正确记录单位时间内的尿量、测量尿比重，以观察患者的病情变化。

2.避免盆腔手术过程中误伤患者脏器，需排空膀胱，保持膀胱空虚。

3.某些泌尿系统疾病手术后留置导尿管，便于引流和冲洗，并减轻伤口张力，促进伤口愈合。

4.为尿失禁或会阴部有伤口的患者引流尿液，保持会阴部清洁干燥，并训练膀胱功能。

【操作流程】

操作前准备	1.评估 患者病情、治疗情况及导尿的目的；会阴部情况
	2.护士准备 衣帽整洁、修剪指甲、洗手、戴口罩。熟悉导尿的操作程序，向患者解释导尿的目的及注意事项，嘱咐或帮助患者清洗外阴部，以减少外阴部微生物的数量
	3.用物准备 无菌导尿包、外阴初步消毒用物或一次性导尿包
	（1）无菌导尿包：内有弯盘2个、尿管粗细各1根、碘伏棉球、血管钳2把、润滑油棉签或棉球瓶1个、标本瓶1个、洞巾1块、纱布1块、治疗巾1块、包布1块、无菌手套1副
	（2）外阴初步消毒用物：治疗碗1个（内盛消毒棉球数个）、弯血管钳1把、弯盘1个、无菌手套1只、男患者需无菌纱布1块
	（3）其他：无菌持物钳和容器1套、消毒溶液、治疗巾1块、屏风
	（4）导尿管的种类：一般分为单腔导尿管、双腔气囊导尿管、三腔导尿管
	4.环境准备 清洁、宽敞、符合无菌技术操作要求，关闭门窗，屏风遮挡
操作流程	1.核对解释 护士备齐用物携至患者床旁，再次核对和解释操作目的，取得患者配合
	2.保护隐私 关闭门窗，屏风遮挡患者，请无关人员回避
	3.安置卧位 松开床尾盖被，帮助患者脱去对侧裤腿，盖在近侧腿部，并盖上毛毯，对侧腿用盖被遮盖，协助患者取屈膝仰卧位，两腿略外展，露出外阴
	4.初次消毒 将治疗巾垫于患者臀下，弯盘置于近外阴处；治疗碗放于患者两腿之间，进行初次消毒女患者初次消毒：操作者一手戴手套或指套，另一手持血管钳夹取消毒液棉球消毒阴阜、大阴唇，接着用戴手套的手分开大阴唇，消毒小阴唇和尿道口，污棉球置弯盘内；消毒完毕，脱下手套置弯盘内，将碗及盘移至床尾处
	男患者初次消毒：操作者一手戴手套，另一手持血管钳夹消毒液棉球进行初步消毒，依次为阴阜、阴茎、阴囊。然后戴手套的手用无菌纱布裹住阴茎将包皮向后推暴露尿道口，自尿道口向外向后旋转擦拭尿道口、龟头及冠状沟；污棉球、纱布置弯盘内；消毒完毕，脱下手套置弯盘内，将碗及盘移至床尾处
	5.再次消毒、导尿
	女性患者消毒、导尿（图1-11-1）
	（1）在患者两腿之间，按无菌技术操作要求打开导尿包包布及治疗巾
	（2）戴无菌手套，铺洞巾，使洞巾和治疗巾内层形成一较大无菌区
	（3）按操作顺序整理用物，将用物分成三部分，分别是消毒用物、插管用物、其他用物。检查导尿管通畅后，用润滑液棉球润滑导尿管前段
	（4）将消毒用物置于外阴处，一手分开并固定小阴唇，一手持血管钳夹取消毒液棉球，分别消毒尿道口、小阴唇、尿道口。污棉球、血管钳、消毒用物放床尾
	（5）将插管用物置于洞巾口旁，嘱患者深呼吸，在呼气时用另一血管钳夹持导尿管对准尿道口轻轻插入尿道4～6cm，见尿液流出再插入1cm左右，松开固定小阴唇的手下移固定导尿管，将尿液引入弯盘内。如为留置导尿，见尿后插入7～10cm。根据导尿管上注明的气囊容积向气囊注入等量的0.9%氯化钠溶液（或空气），轻拉导尿管有阻力感，即证实导尿管固定于膀胱内（图1-11-2）

操作流程	男性患者消毒、导尿（图 1-11-3）
	（1）在患者两腿之间，按无菌技术操作要求打开导尿包包布及治疗巾
	（2）戴无菌手套，铺洞巾，使洞巾和治疗巾内层形成一较大无菌区
	（3）按操作顺序整理好用物，检查导尿管通畅后，用润滑液棉球润滑导尿管前段
	（4）一手用纱布包住阴茎将包皮向后推，暴露尿道口。另一只手持血管钳夹消毒液棉球再次消毒尿道口、龟头及冠状沟。污棉球、血管钳、消毒用物放床尾
	（5）一手用无菌纱布固定阴茎并提起，使之与腹壁呈 60°，将弯盘置于洞巾口旁，嘱患者张口呼吸，用另一备用管钳夹持尿管，对准尿道口轻轻插入尿道 20～22cm，见尿液流出再插入 1～2cm，将尿液引入弯盘内。如为留置导尿，见尿后插入 7～10cm。根据导尿管上注明的气囊容积向气囊注入等量的 0.9% 氯化钠溶液（或空气），轻拉导尿管有阻力感，即证实导尿管固定于膀胱内
	6. 引流尿液
	一次性导尿：当弯盘内盛 2/3 满尿液，用血管钳夹住导尿管尾端，将尿液倒入便盆内，再打开导尿管继续放尿，若需做尿培养，用无菌标本瓶接取中段尿 5ml，盖好瓶盖，放置妥当
	留置导尿：撤去洞巾，脱手套，导尿管尾端与集尿袋的引流管接头连接，用安全别针将集尿袋的引流管固定在床单上（图 1-11-4）
	7. 拔管整理
	一次性导尿：导尿完毕，轻轻拔出导尿管，撤下洞巾，擦净外阴，脱去手套，撤出患者臀下治疗巾，协助患者穿好裤子，整理床单位
	留置导尿：擦净外阴，撤出患者臀下治疗巾，协助患者穿好裤子，整理床单位。记录导尿时间、尿量、尿液性质等情况。导尿结束需排尽尿液，然后用注射器抽出气囊中的液体或空气，嘱患者深呼吸，轻轻拔出尿管。协助患者穿好裤子，整理床单位，洗手记录
操作后整理	1. 取舒适卧位，整理床单位
	2. 按医用垃圾分类处理用物
	3. 洗手，记录
	4. 测量尿量，尿标本贴标签后送检

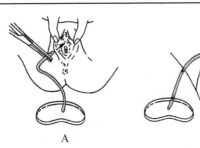

图 1-11-1　女患者导尿术

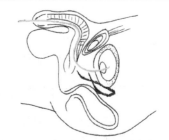

图 1-11-2　气囊导尿管固定法

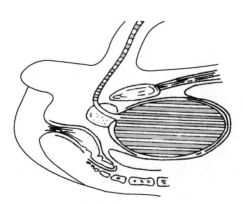

图 1-11-3　男患者导尿术

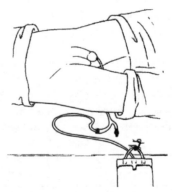

图 1-11-4　集尿袋固定法

【实训评价】

1.用物齐备，操作方法、步骤正确，熟练。

2.无菌观念强，操作过程无污染。

3.患者主动配合，顺利完成导尿术。

【注意事项】

1.严格执行无菌技术操作原则。

2.插入导尿管时手法应轻柔，切勿粗暴，避免损伤尿道黏膜。

3.夹取棉球时，应注意夹取棉球中心部位，使棉球包裹钳尖，避免在消毒时损伤组织黏膜。

4.操作者要仔细辨认尿道口的位置，避免误入阴道。一旦误入阴道，应立即更换导尿管重新插入。

5.操作中保护好患者隐私并注意保暖，防止患者受凉。

6.导尿过程中，注意询问患者的感觉，观察患者反应。

7.若膀胱高度膨胀，患者又极度衰弱的情况下，第一次放尿不应超过 1000ml。

8.为避免损伤和导致泌尿系统的感染，必须掌握男性和女性尿道的解剖特点。

9.双腔气囊导尿管固定时要注意膨胀的气囊不能卡在尿道内口，以免气囊压迫膀胱壁，造成黏膜的损伤。

【实训作业】

1.写出导尿的关键步骤。

2.分析自己操作成功或失败的原因。

【操作评分】

项目		分值	评分观测点	评分级别			得分
				I	II	III	
操作前准备	评估	5	（1）评估患者项目齐全，方法规范	3	2	1	
			（2）礼貌称呼，沟通有效	2	1	0	
	护士准备	6	衣帽整洁，举止端庄，嘱咐或帮助患者清洗外阴部	6	5	4	
	用物准备	2	用物齐全、正确	2	1	0	
	环境准备	3	环境清洁、宽敞，关闭门窗，屏风遮挡	3	2	1	
操作过程	核对解释	6	（1）核对方法正确、规范	3	2	1	
			（2）解释全面、有效，嘱配合方法	3	2	1	
	安置卧位	6	协助患者取合适卧位正确	6	5	4	
	初次消毒	8	（1）初次消毒方法正确	5	4	3	
			（2）初次消毒无污染	3	2	1	
	打开导尿包	14	（1）打开包方法正确、无污染	2	1	0	
			（2）戴无菌手套、铺洞巾方法正确、无污染	5	4	3	
			（3）用物整理合理	5	4	3	
			（4）检查导尿管、润滑导尿管前段	2	1	0	
	再次消毒	8	（1）再次消毒方法正确	5	4	3	
			（2）再次消毒无污染	3	2	1	

项目		分值	评分观测点	评分级别			得分
				I	II	III	
操作过程	插入导尿管	18	（1）嘱患者放松	3	2	1	
			（2）男、女患者插入尿管深度正确	6	5	4	
			（3）见尿液流出后处理方法正确	3	2	1	
			（4）留置导尿管固定方法正确	3	2	1	
			（5）询问患者感受	3	2	1	
	整理安置患者	6	（1）脱手套方法正确	3	2	1	
			（2）安置患者舒适	3	2	1	
	操作后处理	8	（1）用物处理恰当	2	1	0	
			（2）洗手，记录并签名	3	2	1	
			（3）感谢患者配合	3	2	1	
	总评	10	动作轻巧、准确、符合无菌操作要求	7	5	3	
			操作时间＜10min	3	2	1	
	总分	100					

项目十二　吸　痰　术

吸痰法是指利用机械吸引的方法，经口、鼻腔、人工气道将呼吸道分泌物吸出，以保持呼吸道通畅，预防吸入性肺炎、肺不张、窒息等并发症发生的一种方法。临床上主要用于年老体弱、危重、昏迷、麻醉未清醒前等各种原因引起的不能有效咳嗽者。

● 案例1-12 --

患者孟某，66岁。脑肿瘤切除术后并发肺部感染，痰多不易咳出。医嘱：吸痰，prn。
讨论：
1.吸痰前怎样向患者做适当的解释？
2.吸痰时应注意哪些问题？

【目的】
清除呼吸道分泌物，保持呼吸道通畅，预防并发症的发生。
【操作流程】

操作前准备	1.评估
	（1）患者年龄、病情、意识、治疗等情况
	（2）患者呼吸、痰液、口腔、鼻腔情况，听诊患者呼吸音
	（3）患者心理状态、合作程度
	2.护士准备　衣帽整洁、洗手、戴口罩，熟悉吸痰的操作方法，向患者及家属解释吸痰的目的及注意事项
	3.用物准备
	（1）吸痰装置：电动吸引器（图1-12-1）或中心负压吸引装置
	（2）吸痰护理盘：一次性吸痰管（内含无菌手套一只）、无菌治疗碗、镊子、无菌纱布、治疗巾、弯盘、消毒纱布、无菌血管钳及镊子，必要时备压舌板、开口器、舌钳、配电盘等
	4.环境准备　安静、整洁、光线充足、通风良好，必要时遮挡患者

续表

操作 流程	1. 核对解释 携用物至床边，核对患者信息并向患者及家属解释，取得合作 2. 检查调压 接通电源，打开开关，检查吸引器性能，调节负压：成人 40.0～53.3kPa，儿童＜ 40.0kPa 3. 安置体位 协助患者取去枕仰卧位，头部转向一侧，铺治疗巾于颌下。取下活动义齿，若口腔吸痰有困难，可鼻腔吸引，昏迷患者可用压舌板或开口器帮助张口 4. 戴手套、吸痰 （1）戴无菌手套，连接吸痰管，试吸少量生理盐水，检查吸痰管是否通畅，同时湿润吸痰管前端 （2）一手将吸痰管末端折叠，以免负压损伤黏膜。另一手用无菌镊子夹持吸痰管插入口咽部，放松折叠处，先吸净口咽部分泌物 （3）更换吸痰管，在患者吸气时顺势将吸痰管插至气道约 15cm，吸出气管内分泌物 （4）方法：左右旋转，向上提拉，吸净痰液 5. 冲管消毒 抽吸生理盐水冲洗吸痰管，将吸痰管与连接管断开，将吸痰管连同手套弃于污染垃圾桶内，关闭吸引器，将连接管放置妥当 6. 整理 安置患者，体位舒适 7. 洗手记录 洗手；记录吸痰时间，痰液性状、量，患者呼吸情况
操作后 整理	按要求分类处理用物

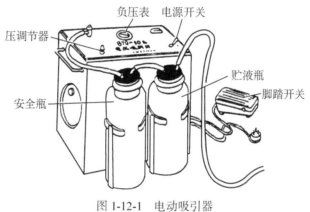

图 1-12-1 电动吸引器

【实训评价】

1. 患者愿意配合，有安全感。

2. 患者呼吸道痰液及时吸出，气道通畅，呼吸功能改善。

3. 呼吸道黏膜未发生机械性损伤。

【注意事项】

1. 严格执行无菌操作 吸痰用物每天更换 1～2 次，吸痰导管每次更换，做好口腔护理。

2. 观察病情 观察气道是否通畅，患者的面色、呼吸、心率、血压，吸出痰液的颜色、性质、量等，并记录。

3. 选择粗细适宜的吸痰管，吸痰管不宜过粗，特别是给小儿吸痰时。

4. 插管时不可用负压，吸痰动作要轻柔，避免损伤呼吸道黏膜。

5. 吸痰时间＜ 15s，吸痰前后可增加氧气的吸入，以免造成缺氧。

6. 痰液黏稠时，可配合叩击、雾化吸入等方法稀释黏液。

【实训作业】

1. 写出吸痰的注意事项。

2.分析自己操作成功或失败的原因。

3.写出自己在今后的护理实训过程中需要改进的地方。

【操作评分】

项目		分值	评分观测点	评分级别			得分
				I	II	III	
操作前准备	评估	5	（1）评估患者项目齐全，方法规范	3	2	1	
			（2）礼貌称呼，沟通有效	2	1	0	
	护士准备	6	衣帽整洁，举止端庄，语言恰当	6	5	4	
	用物准备	2	用物齐全、正确	2	1	0	
	环境准备	3	环境清洁、宽敞、光线充足	3	2	1	
操作过程	核对解释	5	（1）核对方法正确、规范	3	2	1	
			（2）解释全面、有效，嘱配合方法	2	1	0	
	检查调压	13	（1）检查方法正确	6	5	4	
			（2）调节负压值准确	7	4	2	
	安置体位	12	体位安置正确、舒适	7	5	3	
	戴手套	5	戴手套方法正确	5	4	3	
	试吸吸痰	15	（1）试吸方法正确	5	4	3	
			（2）吸痰方法正确、规范	7	5	3	
			（3）询问患者感受	3	2	1	
	冲管消毒	12	冲管方法正确	12	10	5	
	整理记录	4	（1）患者卧位舒适	2	1	0	
			（2）记录方法正确，数值准确	2	1	0	
	操作后处理	8	（1）用物处理恰当	2	1	0	
			（2）洗手，记录并签名	3	2	1	
			（3）感谢患者配合	3	2	1	
	总评	10	动作轻稳、正确、无菌观念强	7	5	3	
			操作时间＜10min	3	2	1	
	总分	100					

项目十三　氧气吸入法

氧气是人类赖以生存的首要物质。氧气吸入法是指通过给氧，提高动脉血氧分压和动脉血氧饱和度，增加动脉血氧含量，纠正各种原因造成的缺氧状态，促进组织的新陈代谢，以维持机体生命活动的一种治疗方法。

● 案例1-13 --

患者吴某，男，72岁。慢性支气管炎合并肺源性心脏病入院。体检：发绀明显，血气分析显示 PaO_2 5.7kPa，$PaCO_2$ 9.5kPa。医嘱：吸氧，st。

讨论：

1. 结合患者情况，应如何给患者吸氧？

2. 你在给该患者吸氧时需要注意哪些事项？

【目的】

供给患者氧气，改善缺氧症状，促进组织新陈代谢，维持机体生命活动。

【操作流程】

操作 前准 备	**1. 评估** （1）患者年龄、病情、意识及合作程度等 （2）缺氧程度、血气分析结果、治疗情况 （3）患者鼻腔情况：黏膜有无肿胀、炎症、鼻中隔偏曲、息肉等 （4）告知患者操作方法、目的，指导患者配合 **2. 护士准备** 仪表端庄，衣帽整洁，修剪指甲，洗手，戴口罩 **3. 用物准备** （1）氧气筒供氧装置（图1-13-1）或中心供氧装置（图1-13-2）一套 （2）治疗盘内备一次性吸氧管、小药杯或治疗碗（内盛冷开水或蒸馏水）、棉签、弯盘、纱布、用氧记录单、笔，必要时备胶布、扳手等 **4. 环境准备** 温湿度适宜，禁止明火、避开热源
操作 流程	**1. 核对解释** 备齐用物携至患者床旁，核对床号、姓名，并说明目的及配合方法 **2. 连接装置** 装氧气表，接通气管、湿化瓶，关闭流量表开关，打开氧气开关，检查设备功能是否正常、管道有无漏气，关闭流量表开关 **3. 清洁鼻腔** 棉签蘸冷开水清洁鼻腔 **4. 连管调节** 连接鼻导管，打开流量调节阀，将鼻导管末端放入洁净水中，确定氧气流出通畅后，调节所需氧流量 **5. 插管固定** 若是双侧鼻导管（图1-13-3）将末端轻轻插入患者双侧鼻翼，并绕过耳后固定于下颌处（图1-13-4）；若是鼻塞（图1-13-5）塞住鼻孔；若是面罩（图1-13-6）/头罩（图1-13-7）/漏斗/氧气帐，盖住患者的口鼻部或头面部。根据患者情况调整其松紧度 **6. 记录交代** 洗手，记录吸氧时间、流量并签名，嘱患者及家属用氧期间不要随意调节流量，不在病室内吸烟和使用明火 **7. 巡视观察** 用氧期间加强巡视，观察患者缺氧症状是否改善、血气分析结果、有无出现氧疗不良反应、氧流量是否合适等
停氧 流程	**1. 核对解释** 携用物至床旁，核对患者腕带信息，解释停氧原因和停氧配合方法 **2. 拔管停氧** 先拔出鼻导管，关闭总开关，放出余气，再关闭流量开关 **3. 安置患者** 清洁患者面部，擦去固定痕迹，协助患者取舒适卧位，整理床单位 **4. 卸表记录** 卸下湿化瓶、通气管及氧气表，洗手、脱口罩，记录停用氧气时间
操作 后整 理	1. 按医用垃圾分类处理用物 2. 交代注意事项

【实训评价】

1. 严格遵守操作规程，熟练，规范，确保用氧安全。

2. 能根据患者不同病情，准确调节氧流量。

3. 与患者及家属沟通有效。

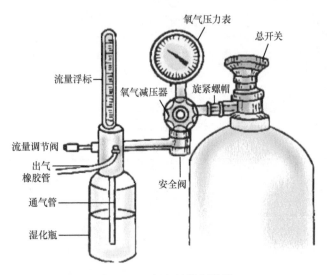

图 1-13-1　氧气筒供氧装置

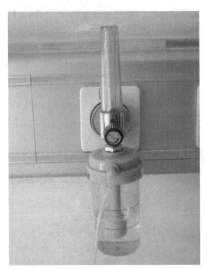

图 1-13-2　中心供氧装置

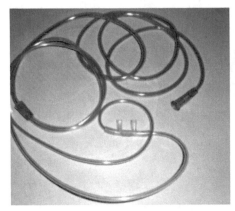

图 1-13-3　双侧鼻导管

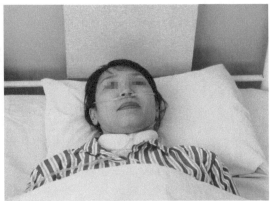

图 1-13-4　双侧鼻导管吸氧法

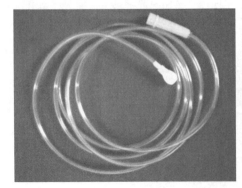

图 1-13-5　鼻塞

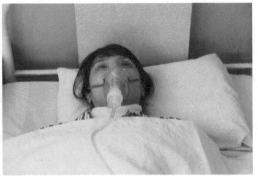

图 1-13-6　面罩氧气吸入法

【注意事项】

1. 注意用氧安全，切实做好"四防"，即①防热：氧气筒应置于阴凉处，距暖气至少1m；②防火：周围严禁易燃品和烟火，距火源 5m 以上；③防油：氧气表及螺旋口上勿涂油，以免引起燃烧；④防震：搬运时应避免撞击、倾倒，防止爆炸。

2.严格遵守操作规程，使用氧气时，应先调节好流量再应用；中途改变流量时，先将氧气和患者分离，调好流量后再吸氧；停用氧气时先拔出鼻导管，再关闭氧气开关，避免大量氧气突然冲入呼吸道，损伤肺组织。

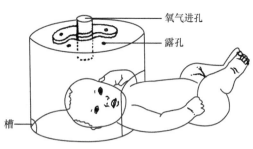

图 1-13-7　头罩氧气吸入法

3.氧气筒内氧气不可用尽，压力表指针降至 5kg/cm^2（0.5MPa），即不可再用，以免灰尘、杂质进入氧气筒内，再次充气时引起爆炸。未用或已用空的氧气筒，应分别悬挂"满"或"空"的标志，分开存放，以便及时调换，并避免急用时搬错而影响抢救速度。

4.用氧过程中注意观察患者缺氧改善情况及用氧装置是否完好等情况。

【实训作业】

1.写出氧气吸入法的关键步骤。

2.分析自己操作成功或失败的原因。

【操作评分】

项目		分值	评分观测点	评分级别			得分
				I	II	III	
操作前准备	评估	5	（1）评估患者项目齐全，方法规范	3	2	1	
			（2）礼貌称呼，沟通有效	2	1	0	
	护士准备	6	衣帽整洁，举止端庄，语言合适	6	5	4	
	用物准备	2	用物齐全、正确	2	1	0	
	环境准备	3	环境舒适，禁止明火、避开热源	3	2	1	
操作过程	装表连接	18	（1）正确检查氧气筒（或中心供氧装置）各部件	3	2	1	
			（2）安装氧气表方法、流程正确	3	2	1	
			（3）连接通气管、湿化瓶规范	3	2	1	
			（4）关闭流量表开关，打开总开关顺序正确、无误	3	2	1	
			（5）有效检查各衔接部位有无漏气，氧气流出是否通畅，关流量表	3	2	1	
			（6）根据病情选择合适的给氧方式	3	2	1	
	核对解释	5	（1）核对方法正确、规范	3	2	1	
			（2）解释全面、有效，嘱配合方法	2	1	0	
	清洁鼻腔	2	正确用湿棉签清洁鼻腔	2	1	0	
	调节流量	9	（1）取出鼻导管并连接正确、规范	3	2	1	
			（2）打开流量表开关，调节流量正确，无误	3	2	1	
			（3）湿润鼻导管，规范检查鼻导管是否通畅	3	2	1	
	插管固定	6	（1）将氧气导管轻轻插入患者鼻腔正确、规范	3	2	1	
			（2）固定氧气导管正确、规范	3	2	1	

续表

项目		分值	评分观测点	评分级别			得分
				Ⅰ	Ⅱ	Ⅲ	
操作过程	记录观察	10	（1）及时观察吸氧情况，询问感受	3	2	1	
			（2）告知患者及家属安全用氧事项	4	3	2	
			（3）洗手记录正确、规范	3	2	1	
	停止用氧	6	（1）取下氧气导管，分离氧气导管方法正确	3	2	1	
			（2）关闭总开关，放出余气，再关闭流量开关规范、有效	3	2	1	
	安置患者	3	安置患者舒适卧位，检查鼻腔情况，询问患者感受	3	2	1	
	卸表记录	7	（1）顺利卸下湿化瓶、通气管及氧气表	4	3	2	
			（2）正确洗手记录	3	2	1	
	操作后处理	8	（1）用物处理恰当	2	1	0	
			（2）洗手，记录并签名	3	2	1	
			（3）感谢患者配合	3	2	1	
	总评	10	动作轻巧、稳重、准确、安全	7	5	3	
			操作时间＜10min	3	2	1	
	总分	100					

项目十四　血液标本采集法

静脉血标本采集法

静脉血标本包括全血标本、血清标本和血培养标本。

● 案例 1-14-1

患者李某，女，69 岁。因不明原因发热，厌食，进食后上腹饱胀，恶心，乏力，体重进行性下降入院就诊。医嘱：监测血糖、肝功能、做血培养，st。

讨论：

1. 该患者检查项目多，应该准备哪些用物？

2. 你在给该患者采集标本时需要注意哪些事项？

【目的】

1. 全血标本　用于测定血液中某些物质的含量，如血糖、血氨、尿素氮、尿酸、肌酐、肌酸等。

2. 血清标本　用于测定肝功能、血清酶、脂类及电解质等。

3. 血培养标本　查找血液中的致病菌。

【操作流程】

操作前准备	1. 评估
	（1）患者的临床诊断、目前病情和治疗情况
	（2）患者的意识状态、心理状况及合作程度
	（3）检查名称、目的和项目
	2. 护士准备　衣帽整洁，修剪指甲、洗手、戴口罩
	3. 用物准备
	（1）治疗车上层：检验单、注射盘内备消毒剂、棉签、止血带、小垫枕、真空采血针、真空采血管（图1-14-1）。或备一次性无菌注射器（按采血量备用）、备贴好标签的标本容器（干燥试管、抗凝试管、血培养瓶）、手消毒液。按需要备酒精灯、火柴
	（2）治疗车下层：生活垃圾桶、医疗垃圾桶、锐器回收盒
	4. 环境准备　病室安静、整洁、光线充足，必要时关闭门窗、拉窗帘或用屏风遮挡
操作流程	1. 核对解释　核对医嘱，备齐用物携至患者床旁，核对床号、姓名，并说明目的及配合方法
	2. 安置卧位　协助患者取舒适体位
	3. 定位消毒　垫好小垫枕，选择合适的静脉、穿刺点，在穿刺点上方约6cm处系止血带，常规消毒皮肤，嘱患者握拳
	4. 采集标本
	（1）真空采血器采血：手持真空采血针，按静脉注射法行静脉穿刺，见回血后，将真空采血针另一端针头刺入真空采血管（图1-14-2），血液流入采血管至所需血量，取下采血管。如需继续采集，置换另一采血管。当最后一支采血管即将完毕，松开止血带，嘱患者松拳，用干棉签按压穿刺点，迅速拔针，嘱患者屈肘按压穿刺点3～5min（以不出血为宜）
	（2）注射器采血：①按静脉注射法抽血至所需量，松开止血带，嘱患者松拳，用干棉签按压穿刺点，迅速拔针，嘱患者屈肘按压穿刺点3～5min（以不出血为宜）；②取下针头，将血液注入标本瓶内
	5. 安置患者　协助患者取舒适卧位，整理床单位
	6. 标本送检
操作后整理	1. 按医用垃圾分类处理用物
	2. 洗手、脱口罩、记录

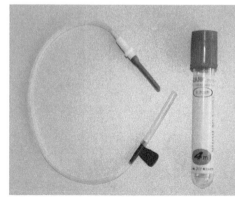

图1-14-1　真空采血针和真空管

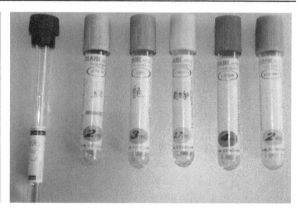

图1-14-2　各种中心采血针

【实训评价】

1. 操作熟练、规范，采集标本准确。

2. 工作态度认真，护患沟通有效，整个操作过程无污染，采血过程顺利。

【注意事项】

1. 做生化检验时,应提前通知患者,宜清晨空腹采血。

2. 严禁在输液、输血针头处采血,以免影响检验结果。

3. 根据不同的检验目的准备标本容器,并计算采血量。

4. 同时抽取几个项目的标本时注入血液的顺序

(1)血培养标本:注入密封瓶时,先除去铝盖中心部分,常规消毒瓶塞,更换针头后将血液注入瓶内,轻轻摇匀;注入三角烧瓶时,先点燃酒精灯,将三角烧瓶瓶口的纱布松开,取出塞子,在酒精灯火焰上消毒瓶口,将血液注入瓶内,轻轻摇匀,再将塞子经酒精灯火焰消毒后塞好,扎紧封瓶纱布。

(2)全血标本:将血液沿管壁缓缓注入盛有抗凝剂的试管内,立即轻轻转动试管,使血液和抗凝剂混匀,避免血液凝固。

(3)血清标本:将血液沿管壁缓缓注入干燥试管内,勿注入泡沫,勿摇动,避免红细胞破裂造成溶血。

5. 真空采血管采血时,不能先将真空采血管与采血针头相连,以免试管内负压消失而影响采血。

【实训作业】

1. 写出同时抽取几个项目的标本时,注入血液顺序。

2. 分析自己操作成功或失败的原因。

3. 写出自己在今后的护理实训过程中需要改进的地方。

【操作评分】

项目		分值	评分观测点	评分级别			得分
				I	II	III	
操作前准备	评估	5	(1)评估患者项目齐全,方法规范	3	2	1	
			(2)礼貌称呼,沟通有效	2	1	0	
	护士准备	6	衣帽整洁,洗手、戴口罩,举止端庄	6	5	4	
	用物准备	2	用物齐全、正确	2	1	0	
	环境准备	3	舒适、安全,温湿度适宜,光线充足	3	2	1	
操作过程	核对解释	5	(1)核对方法正确、规范	3	2	1	
			(2)解释全面、有效,嘱配合方法	2	1	0	
	安置体位	2	协助患者取适当体位	2	1	0	
	定位消毒	22	(1)小垫枕位置正确	3	2	1	
			(2)选择合适的静脉	5	4	3	
			(3)系止血带位置方法正确	5	4	3	
			(4)消毒皮肤方法及范围正确	6	4	2	
			(5)嘱患者握拳	3	2	1	

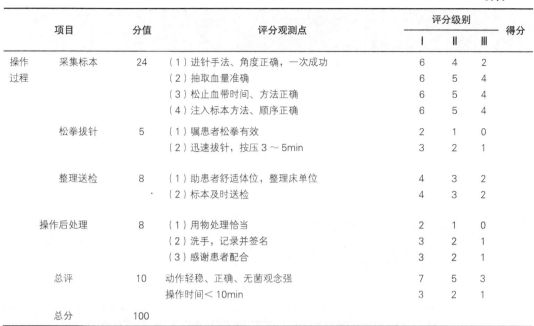

项目		分值	评分观测点	评分级别			得分
				I	II	III	
操作过程	采集标本	24	（1）进针手法、角度正确，一次成功	6	4	2	
			（2）抽取血量准确	6	5	4	
			（3）松止血带时间、方法正确	6	5	4	
			（4）注入标本方法、顺序正确	6	5	4	
	松拳拔针	5	（1）嘱患者松拳有效	2	1	0	
			（2）迅速拔针，按压 3～5min	3	2	1	
	整理送检	8	（1）助患者舒适体位，整理床单位	4	3	2	
			（2）标本及时送检	4	3	2	
	操作后处理	8	（1）用物处理恰当	2	1	0	
			（2）洗手，记录并签名	3	2	1	
			（3）感谢患者配合	3	2	1	
	总评	10	动作轻稳、正确、无菌观念强	7	5	3	
			操作时间＜10min	3	2	1	
	总分	100					

动脉血标本采集法

● 案例1-14-2

患者杨某，女，46 岁。因液化气中毒急诊入院。医嘱：动脉血气分析，st。

讨论：

1. 按动脉血标本采集要求准备哪些用物？

2. 你在给该患者采集动脉血标本时需要注意哪些事项？

【目的】

常用于血液气体分析。

【操作流程】

操作前准备	1. 评估 （1）患者的临床诊断、目前病情和治疗情况 （2）患者的意识状态、心理状况及合作程度 2. 护士准备　衣帽整洁，修剪指甲、洗手、戴口罩 3. 用物准备 （1）治疗车上层：检验单，注射盘内备消毒剂、无菌棉签、小沙袋、动脉血气针（图1-14-3）或一次性无菌注射器（适量 0.5% 肝素）、无菌纱布、无菌软塞，手消毒液，必要时备无菌手套 （2）治疗车下层：生活垃圾桶、医疗垃圾桶、锐器回收盒 4. 环境准备　病室安静、整洁，光线充足，必要时关闭门窗、拉窗帘或用屏风遮挡
操作流程	1. 核对解释　核对医嘱，备齐用物携至患者床旁，核对床号、姓名，并说明目的及配合方法 2. 安置卧位　协助患者取舒适体位，利于穿刺，如选用桡动脉则将手掌向上放平，如选股动脉，患者取仰卧位，下肢伸直略外展 3. 选择动脉　选择合适的动脉，一般选择股动脉或桡动脉，以搏动最明显处作为穿刺点（桡动脉穿刺点位于前臂掌侧腕关节上 2cm，股动脉穿刺点位于髂前上棘与耻骨结节连线中点）

操作流程	4. 消毒皮肤 常规消毒皮肤，消毒范围直径大于 5cm
	5. 采集标本
	（1）动脉血气针：取出并检查动脉血气针，将血气针活塞拉至所需的血量刻度，血气针筒自动形成吸引等量液体的负压。用戴无菌手套或消毒的左手示指和中指在已消毒范围内摸到动脉搏动最明显处，固定于两指之间，右手持血气针，在两指之间垂直或与动脉走向呈 45°刺入动脉，见有鲜红色回血，固定血气针，血气针会自动抽取所需血量
	（2）注射器采血：取出并检查一次性注射器，抽吸肝素 0.5ml，湿润注射器内壁后弃去余液，防止血液凝固。用戴无菌手套或消毒的左手示指和中指在已消毒范围内摸到动脉搏动最明显处，固定于两指之间，右手持注射器，在两指之间垂直或与动脉走向呈 45°刺入动脉，见有鲜红色回血，一手固定注射器，另一手抽取所需血量
	6. 拔针止血 抽血毕，迅速拔出针头，用无菌纱布加压止血 5～10min
	7. 隔绝空气 针头拔出后立即将针尖斜面刺入软塞隔绝空气，双手轻轻搓动注射器使血液与肝素充分混匀
	8. 安置患者 协助患者取舒适卧位，整理床单位
	9. 标本送检
操作后整理	1. 按医用垃圾分类处理用物
	2. 洗手、脱口罩，记录

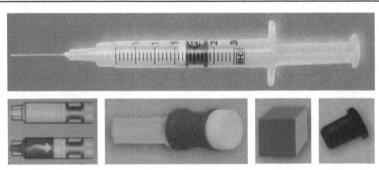

图 1-14-3 动脉血气针

【实训评价】

1. 操作熟练、规范，采集标本准确。

2. 工作态度认真，整个操作过程无污染，采血过程顺利。

3. 沟通有效，爱伤观念强。

【注意事项】

1. 严格执行无菌操作，防止感染。

2. 注射器与针头连接紧密，注射器内不可留有空气，以防气体混入标本影响检验结果。

3. 有出血倾向的患者采集标本应谨慎。

【实训作业】

1. 比较动脉血标本采集法和静脉血标本采集法的区别。

2. 分析自己操作成功或失败的原因。

3. 写出自己在今后的护理实训过程中需要改进的地方。

【操作评分】

项目		分值	评分观测点	评分级别			得分
				Ⅰ	Ⅱ	Ⅲ	
操作前准备	评估	5	（1）评估患者项目齐全，方法规范	3	2	1	
			（2）礼貌称呼，沟通有效	2	1	0	
	护士准备	6	衣帽整洁，洗手、戴口罩，举止端庄	6	5	4	
	用物准备	2	用物齐全、正确	2	1	0	
	环境准备	3	舒适、安全，温湿度适宜，光线充足	3	2	1	
操作过程	核对解释	5	（1）核对方法正确、规范	3	2	1	
			（2）解释全面、有效，嘱配合方法	2	1	0	
	安置体位	2	舒适体位，利于穿刺	2	1	0	
	定位消毒	12	（1）定位准确	6	5	4	
			（2）消毒方法及范围正确	6	5	4	
	采集标本	32	（1）进针手法、角度正确，一次成功	9	7	5	
			（2）抽取血量准确	6	5	4	
			（3）指导意识清楚患者正确按压，避免出现血肿	6	5	4	
			（4）采血后立即封闭，隔绝空气有效	6	5	4	
			（5）全过程无污染，有效沟通	5	4	3	
	再次查对	5	再次查对患者及标本	5	4	3	
	整理送检	10	（1）助患者舒适体位，整理床单位	5	4	3	
			（2）标本及时送检（口述）	5	4	3	
	操作后处理	8	（1）用物处理恰当	2	1	0	
			（2）洗手，记录并签名	3	2	1	
			（3）感谢患者配合	3	2	1	
	总评	10	动作轻稳、正确、无菌观念强	7	5	3	
			操作时间＜10min	3	2	1	
	总分	100					

项目十五 保护具的应用

保护具是用来限制患者身体或某一部位的活动，以达到维护患者安全、舒适及治疗效果的各种器具。

● 案例1-15

患者薛某，女，69岁。因高空坠落急诊入院，医生诊断为脑疝，患者处于昏迷状态，意识不清、躁动。请你采取合适措施确保患者安全。

讨论：

1. 你应该如何对该患者实施安全护理？

2. 在使用保护具时应注意哪些事项？

【目的】

防止小儿，高热、谵妄、昏迷、躁动及危重患者因意识不清或其他原因而发生坠床、撞伤、抓伤等意外，确保患者的安全及保证治疗护理的顺利进行。

【操作流程】

操作前准备	1. 评估
	（1）患者的一般情况、肢体活动能力和意识状态
	（2）患者及家属对保护具的了解和配合程度
	2. 护士准备　衣帽整洁，修剪指甲，洗手，戴口罩
	3. 用物准备　按需要准备床档、约束带、棉垫及支被架
	4. 环境准备　环境安静、整洁、光线充足
操作流程	1. 核对解释　携用物至床旁，核对患者并向患者或家属解释，取得配合
	2. 保护具的应用　根据患者情况选择合适的保护具
	（1）床档的使用：防止患者坠床
	1）木杆床档（图1-15-1）：使用时稳妥固定床档于床边两侧，床档中间为活动门，操作时将门打开，平时将门关闭
	2）半自动床档（图1-15-2）：可按需升降，不用时放于床边两侧
	3）多功能床档（图1-15-3）：不用时插入床尾，使用时插入床缘两边，必要时还可垫于患者背部，进行胸外心脏按压
	（2）约束带的使用：保护躁动的患者，约束失控的肢体活动，防止患者自伤、伤人及坠床
	1）宽绷带（图1-15-4）：用于固定手腕和踝部。先用棉垫包裹手腕或踝部，再用宽绷带打成双套结，套在棉垫外，稍拉紧，使之不脱出，能容伸入一个手指为宜（以不影响肢体血液循环），然后将绷带系于床缘
	2）肩部约束带（图1-15-5）：用于固定肩部，限制患者坐起。专用肩部约束带用宽布制成，宽8cm，长120cm，一端制成袖筒。使用时，患者两侧肩部套上袖筒，腋窝衬棉垫，两袖筒上的系带在胸前打结固定，将两条宽的长带系于床头（图1-15-6），必要时枕头横立于床头。亦可用大单斜折成长条，作肩部约束。使用时，斜折成长条的大单放在患者的肩背部下，将系带的两端由腋下经肩前绕至肩后，从横在肩下的单子上穿出，再将两端系于床头（图1-15-7）
	3）膝部约束带（图1-15-8）：用于固定膝关节，限制患者下肢活动。专用膝部约束带用宽布制成，宽10cm，长250cm，宽带中部相距15cm，分别钉两条双头带。使用时，两膝及腘窝均衬棉垫，将约束带横放于两膝上，宽带下的双头带各固定一侧膝关节，然后将宽带系于床缘（图1-15-9）。亦可用大单固定，将大单斜折成15～20cm宽的长条，横放在两膝下，拉着宽带的两端向内侧压盖在膝上，并穿过膝下的横带拉向外侧，使之压住膝部，将两端系于床缘（图1-15-10）
	4）尼龙搭扣约束带（图1-15-11）：用于固定手腕、上臂、膝部、踝部。操作简便、安全。使用时，将约束带置于关节处，被约束部位衬好棉垫，对合约束带上的尼龙搭扣，松紧度适宜，然后将带子系于床缘
	（3）支被架的使用（图1-15-12）：用于肢体瘫痪或极度衰弱患者，以防盖被压迫肢体而造成不舒适或足下垂、足尖压疮等。亦可用于烧伤患者暴露疗法需要保暖时。使用时，将支被架罩于防止受压的部位，盖好盖被
	3. 安置患者　协助患者取舒适卧位，整理床单位，向患者或家属交代注意事项
	4. 观察记录　观察约束部位皮肤颜色、温度、活动及有无损伤等情况，询问患者感受并记录。如发现皮肤苍白，肢体麻木、冰凉时，立即放松约束带，并通知医生
操作后整理	1. 按医用垃圾分类处理用物
	2. 洗手、脱口罩

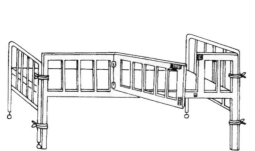

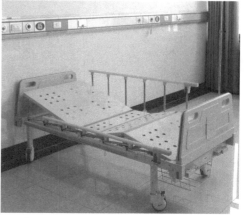

图 1-15-1　木杆床档　　　　　　　　　图 1-15-2　半自动床档

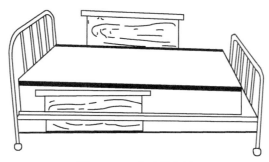

图 1-15-3　多功能床档

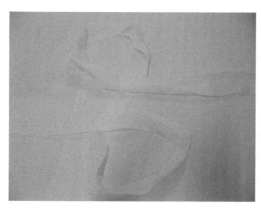

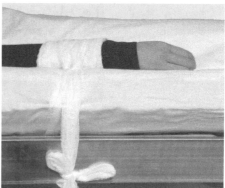

图 1-15-4　宽绷带

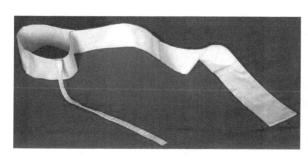

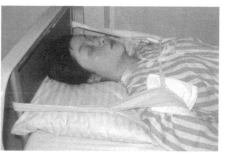

图 1-15-5　肩部约束带　　　　　　　　图 1-15-6　肩部约束带约束法

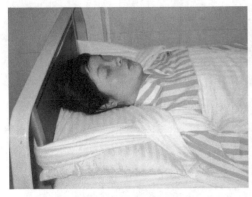

图 1-15-7　大单肩部约束法

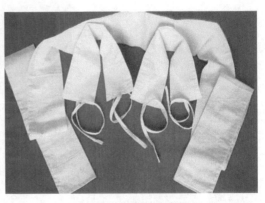

图 1-15-8　膝部约束带

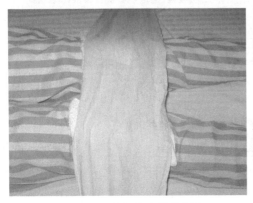

图 1-15-9　膝部约束带约束法

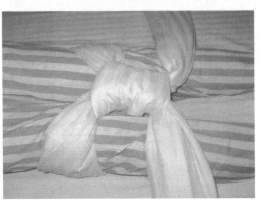

图 1-15-10　大单膝部约束法

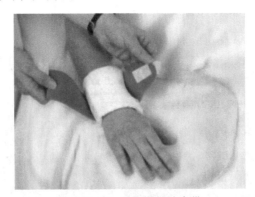

图 1-15-11　尼龙搭扣约束带

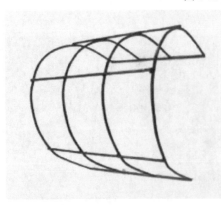

图 1-15-12　支被架

【实训评价】

1. 患者无发生坠床、自伤及伤及他人等行为。

2. 约束部位血液循环良好，皮肤完整。

3. 护士操作熟练、规范，沟通有效，爱伤观念强。

【注意事项】

1. 严格掌握应用指征，维护患者自尊。使用前应向患者及家属说明使用保护具的原因、目的和方法，取得同意及配合。除非必须使用，否则尽量不用。

2. 保护具只能短期使用，使用时肢体及关节处于功能位置，使患者安全、舒适，并经常协助患者更换卧位。

3. 约束带使用时，带下必须垫衬垫，固定时松紧适宜，以能伸入 1 ~ 2 个手指为宜。密切观察受约束部位，每 15min 观察一次；定时松解，每 2h 放松一次。若发现肢体苍白、麻木、冰凉等，应立即放松约束带。及时协助患者翻身和进行皮肤护理，促进血液循环。

4. 记录使用保护具的原因、时间、部位、观察结果、相应的护理措施及解除约束的时间。

【实训作业】

1. 叙述保护具应用的注意事项。

2. 分析自己操作成功或失败的原因。

【操作评分】

项目		分值	评分观测点	评分级别			得分
				I	II	III	
操作前准备	评估	5	（1）评估患者项目全，方法规范	3	2	1	
			（2）礼貌称呼，沟通有效	2	1	0	
	护士准备	6	衣帽整洁，举止端庄，语言恰当	6	5	4	
	用物准备	2	用物齐全、摆放有序	2	1	0	
	环境准备	3	环境安静、整洁、光线充足	3	2	1	
操作过程	核对解释	5	（1）核对方法正确、规范	3	2	1	
			（2）解释全面、有效，嘱配合方法	2	1	0	
	合理应用	10	根据患者情况选择合适的保护具	10	8	6	
	床档的使用	16	（1）使用方法正确、规范	10	8	6	
			（2）患者舒适	6	4	3	
	约束带的使用	18	（1）平铺衬垫正确、美观	5	4	3	
			（2）妥善固定	10	7	5	
			（3）患者无并发症	3	2	1	
	支被架的使用	17	使用方法正确、规范	16	10	6	
	操作后处理	8	用物处理恰当	8	6	4	
	总评	10	程序正确，操作熟练，节力	7	5	3	
			患者感觉舒适、安全	3	2	1	
	总分	100					

模块二 外科护理核心技术

项目一 备 皮

备皮是指在手术的相应部位剃除毛发并进行体表清洁的手术准备，是对拟行外科手术的患者在术前进行手术区域清洁的工作，可预防手术切口感染。

● 案例 2-1

患者王某，男，58岁。因右侧腹股沟斜疝收治入院，需为患者进行手术治疗，手术前进行手术区皮肤准备。

讨论：

1.备皮有什么意义？

2.备皮时需要注意什么？

【目的】

术前去除患者手术区域毛发和污垢，预防切口感染。

【操作流程】

操作前准备	1.评估 患者病情、诊断、手术名称、手术部位；患者的意识状态和配合能力；手术部位皮肤情况
	2.护士准备 衣帽整洁，修剪指甲，洗手，戴口罩
	3.用物准备
	传统剃毛备皮：治疗车上层放置一次性中单、备皮刀、棉签、温肥皂水、松节油和速干手消毒剂。治疗车下层放置生活垃圾桶、医疗垃圾桶
	电动剃刀备皮：另备小型剪刀、电动剃刀
	4.环境准备 安静整洁，宽敞明亮；关闭门窗，室温适宜，隔离帘或屏风遮挡
操作流程	1.核对解释 携用物至床旁，核对患者腕带信息，并向患者及家属解释备皮的目的和配合方法
	2.安置卧位 根据操作需要安置体位，备皮部位下垫一次性中单，暴露备皮部位
	3.修剪毛发 用剪刀将备皮范围内稠密毛发剪掉
	4.涂抹皂液 用软毛刷蘸温肥皂水浸湿毛发，涂擦备皮范围
	5.剃除毛发 左手持纱布绷紧皮肤，右手用备皮刀或电动剃刀成30°～45°剔除备皮范围内毛发
	6.检查效果 检查备皮部位毛发是否剃除干净，皮肤有无损伤
	7.擦净皮肤 用温清水洗净皮肤，擦干，用棉签蘸松节油清除皮肤上的胶布痕迹
	8.撤物整理 撤除一次性中单，整理床单位，协助患者取舒适卧位
	9.处理用物 用物分类处理
	10.洗手记录 洗手、脱口罩，做好护理记录
操作后整理	1.按医用垃圾分类处理用物
	2.嘱患者术前沐浴，换干净病员服

【实训评价】

1. 操作熟练、规范,备皮符合要求。

2. 未损伤备皮处皮肤。

【注意事项】

1. 注意保暖,尽可能少暴露患者。

2. 备皮刀应锐利,一人一刀片,或用一次性备皮包。

3. 皮肤松弛处应将皮肤绷紧,以免损伤皮肤。

4. 剃毛时,动作要轻、稳、准:粗硬的毛发,应顺着毛发生长方向剃毛;细软的毛发,应逆着毛发生长的方向剃毛。

5. 备皮范围应符合手术要求。

6. 腹部备皮时,先用棉签蘸松节油除去脐部污垢,用酒精清洁,再进行刷洗和剃毛。皮肤上有胶布痕迹用松节油或酒精擦除。

【实训作业】

1. 写出备皮的关键步骤。

2. 分析自己操作成功或失败的原因。

【操作评分】

项目		分值	评分观测点	评分级别			得分
				I	II	III	
操作前准备	评估	5	(1)评估患者项目齐全,方法规范	3	2	1	
			(2)礼貌称呼,沟通有效	2	1	0	
	护士准备	5	衣帽整洁,举止端庄,语言合适	5	4	3	
	用物准备	4	用物齐全、正确	4	3	2	
	环境准备	3	环境清洁、宽敞,温度适宜,光线适中,必要时屏风遮挡	3	2	1	
操作过程	核对医嘱	6	核对内容齐全、信息正确无误	6	5	4	
	核对解释	6	核对患者信息正确,解释内容全面、患者能理解并配合	6	5	4	
	安置卧位	8	(1)安置舒适卧位	3	2	1	
			(2)暴露备皮区域充分	5	4	3	
	涂抹皂液	6	用软毛刷蘸肥皂液涂抹备皮区域完全、皂液用量合适	6	4	2	
	剃除毛发	10	左手持纱布绷紧皮肤有效,右手持备皮刀或电动剃刀角度正确、剃除毛发彻底	10	8	6	
	检查效果	5	检查毛发是否剃净,皮肤有无损伤	5	4	3	
	擦净皮肤	10	用温水毛巾洗净擦干皮肤	10	8	6	
	撤物整理	9	(1)撤一次性中单、脱手套方法正确	3	2	1	
			(2)患者卧位舒适	3	2	1	
			(3)询问患者感受	3	2	1	
	洗手记录	5	洗手方法正确,记录内容齐全、准确	5	4	3	
操作后处理		8	(1)用物处理恰当	2	1	0	
			(2)洗手,记录并签名	3	2	1	
			(3)感谢患者配合	3	2	1	

项目	分值	评分观测点	评分级别			得分
			I	II	III	
总评	10	动作轻巧、稳重、准确、安全	7	5	3	
		操作时间＜3min	3	2	1	
总分	100					

项目二　外科洗手、手消毒、穿无菌手术衣

外科洗手、手消毒可以去除手、手臂皮肤上的暂居菌和部分常居菌，抑制微生物的快速再生，防止术后感染；穿无菌手术衣可防止身体脱落的尘埃及细菌污染手术野，保护患者不受感染，也可以防止手术人员直接接触污染伤口，保护工作人员不受感染。

● 案例 2-2 --

患者张某，女，26岁。因异位妊娠大出血急诊入院，入院后行急诊手术剖腹探查，你作为器械护士，请做好术前手消毒并穿无菌手术衣。

讨论：

1. 你在进行外科洗手、手消毒时需要注意什么？

2. 你如何穿无菌手术衣？

【目的】

消除手和手臂皮肤上的污垢、暂居菌和部分长居菌，抑制微生物生长，预防医院感染；通过无菌手术衣建立无菌屏障，防止手术人员身体与服装所带的微生物污染手术野，预防手术部位感染。

【操作流程】

操作前准备	1. 评估　患者意识状态、心理状态、躯体活动能力、手术方式、手术部位情况、对手术的认知及合作程度
	2. 护士准备　洗手时上衣扎入裤中，戴专用手术帽，戴口罩，手部皮肤无破损及感染，指甲不长，指甲下无积垢
	3. 用物准备
	（1）洗手及手消毒用物：洗手液或肥皂，消毒肥皂液或消毒洗手液，无菌手刷，无菌小毛巾，外科手消毒液
	（2）穿无菌手术衣用物：无菌手术衣包
	4. 环境准备　清洁、宽敞、温度适宜、光线适中
	5. 两人核对手术通知单
操作流程	一、打开无菌手术衣包
	1. 规范着装，戴好帽子、口罩，按照卫生洗手法规范洗手
	2. 检查无菌手术衣包包布是否干燥、完好；无菌手术衣包的名称、有效期、包外化学指示胶带变色情况及其他信息
	3. 用手打开无菌手术衣包，检查包内化学指示卡的变色情况
	二、外科洗手
	1. 洗手　将双手及前臂用洗手液或肥皂按"七步洗手法"洗手，流水冲净
	2. 刷手　用无菌手刷蘸取适量消毒肥皂液或压取3～5ml洗手液于洗手刷毛面，双手交替刷手，顺序：指尖→指间→手掌→手背→腕部（环形）→前臂（螺旋形）→肘部→上臂下1/3（螺旋形至肘上10cm）。时间3min
	3. 冲洗　指尖向上、肘部处于最低处，由指尖到肘部，由肘上臂到肘部流水冲净手及手臂上的泡沫，换无菌手刷，同法进行第2～3遍刷洗，共约10min

操作流程	4.擦手 抓取无菌巾中心部位,擦干双手后将无菌巾对折呈三角形,底边置于腕部,角部向下,以另一只手拉对角向上顺势移动至上臂下1/3,擦去水迹,不得回擦;擦对侧时,将毛巾翻转,方法相同。擦毕,将无菌巾弃置于固定容器内
	三、消毒手臂
	取适量的外科手消毒液,搓揉双手至上臂下1/3,再取适量的外科手消毒液揉搓双手至腕部,待外科手消毒液挥发至干燥,保持拱手姿势,入手术间
	四、穿无菌手术衣
	1.遮背式手术衣的穿法
	(1)取衣:自打开的无菌手术衣包内抓取手术衣,看清衣服的上下和正面
	(2)抖开:选择宽敞处,提起手术衣衣领并轻轻抖开,正面朝前
	(3)穿袖:将手术衣向上轻掷的同时顺势将双手和前臂伸入衣袖内,两臂向前平行伸展
	(4)系带:巡回护士协助穿衣,系好手术衣颈部和腰部的带子,穿衣者手不可露出袖口
	(5)戴手套:无接触戴手套
	(6)系腰带:解开腰间系带递给巡回护士,巡回护士应用无菌持物钳夹住腰带的尾端,由穿衣者身后绕到前面,穿衣者将传递过来的腰带系于腰间
	2.对开式手术衣的穿法
	(1)~(5)同遮背式手术衣的穿法
	(6)双手交叉递给巡回护士
	(7)巡回护士系好系带,轻推穿衣者,示穿衣完毕
操作后整理	穿手术衣完毕,双手保持在前胸腰以上部位,未进行手术时,双手置于胸前或插入胸前口袋内

【实训评价】

1.操作熟练、规范。

2.整个操作过程无污染,无菌观念强。

【注意事项】

1.冲洗双手时,避免水溅湿衣裤。

2.保持手指朝上,将双手悬空举在胸前,使水由指尖流向肘部,避免倒流。

3.穿无菌手术衣时应在手术间内四周宽敞处,并面向无菌区。

4.拿取手术衣时只可触碰手术衣内面。

5.穿好手术衣、戴好手套后,双手置于胸前,不得离开手术间,不触碰非无菌物品;手术衣被血液及体液污染应立即更换。

【实训作业】

1.写出外科洗手、手消毒、穿无菌手术衣操作的关键点。

2.分析自己操作成功或失败的原因。

3.写出自己在今后的护理实训过程中需要改进的地方。

【操作评分】

项目		分值	评分观测点	评分级别			得分
				I	II	III	
操作前准备	评估	10	（1）核对患者信息正确，解释内容齐全，患者理解	4	3	1	
			（2）评估患者项目齐全、方法正确	4	3	2	
			（3）礼貌称呼，沟通有效	2	1	0	
	护士准备	10	（1）护士着装整洁、符合要求	5	4	3	
			（2）手部皮肤无感染、破损，指甲不长，甲下无积垢	5	4	3	
	用物准备	5	用物齐全、正确	5	4	3	
	环境准备	5	环境清洁、宽敞	5	4	3	
操作过程	外科洗手	20	（1）正确洗手及前臂	4	3	2	
			（2）刷洗方法、顺序、范围正确，时间准确	6	5	4	
			（3）流水冲洗干净	5	4	3	
			（4）擦干双手及前臂	5	4	3	
	手消毒	10	（1）消毒方法正确	3	2	1	
			（2）保持拱手姿势，无污染	4	3	2	
	穿无菌手术衣	24	（1）取手术衣方法正确	6	5	4	
			（2）提衣领，抖开手法正确，正面朝向正确	6	5	4	
			（3）穿袖方法正确	6	5	4	
			（4）系带方法正确	6	5	4	
	操作后处理	6	（1）用物处理恰当	2	1	0	
			（2）器械护士双手无污染	2	1	0	
			（3）穿无菌手术衣无污染	2	1	0	
	总评	10	动作轻稳、正确、无污染	7	5	3	
			操作时间＜20min	3	2	1	
	总分	100					

项目三　器械台管理

器械台管理可准确、迅速地配合手术医师，缩短手术时间，降低感染率。

● 案例2-3

患者高某，男，16岁。因急性阑尾炎入院，需行急诊阑尾切除术，现安排你担任这台手术的器械护士，请做好器械台管理。

讨论：

1. 器械台管理如何进行？

2. 管理器械台时需要注意哪些事项？

【目的】

建立无菌屏障,防止无菌手术器械及敷料污染,提高手术配合质量。

【操作流程】

操作前准备	1. 核对	两人核对手术通知单及患者信息
	2. 评估	患者病情、意识、心理状态、手术部位、手术方式及合作程度等情况,核对患者腕带信息,摆好手术体位
	3. 护士准备	器械护士消毒手、穿无菌手术衣、戴无菌手套
	4. 用物准备	器械车、器械台、无菌手术包、无菌持物钳、手术器械包、消毒液
	5. 环境准备	安静、整洁、光线充足、室温适宜
操作流程	1. 放置器械车	将器械车放于手术间合适位置,固定距墙至少30cm
	2. 放置器械包	将无菌器械包放在器械车中央
	3. 检查	检查无菌器械包的包布有无潮湿,包布是否完好,无菌器械包的名称、有效期、包外化学指示胶带变色情况及相关信息
	4. 打开外层	用手打开外层包布,先展开对侧,再展开左右两侧,最后展开近身侧
	5. 打开内层	用无菌持物钳打开内层夹巾,检查包内指示卡变色情况。器械护士刷手后,可用手打开第三层包布,打开一次性无菌物品置于器械台上
	6. 铺无菌巾	台面上无菌巾共6层,无菌单垂台面下不少于30cm
	7. 整理	器械护士穿好无菌手术衣、戴无菌手套后,整理器械台,用物分类定点放置
	8. 清点	器械护士与巡回护士清点器械及物品数量
	9. 配合手术	正确、主动、迅速地传递所需器械和物品,及时收回用过的器械,擦拭血迹,保持器械干净,器械台清洁、整齐、有序
	10. 核对	关闭切口前、后与巡回护士共同核对术中所用的所有器械、物品
操作后整理	1. 术后,擦净患者身上的血迹,协助包扎伤口	
	2. 器械确认数量无误后,用多酶溶液浸泡15min,初步处理后送消毒供应中心集中处理,不能正常使用的器械做好标识及时更换	
	3. 脱手术衣、脱手套	

【实训评价】

1. 操作熟练、规范,器械台上用物及器械整理及时。

2. 无菌器械包打开正确。

【注意事项】

1. 打开无菌包时,手与未消毒物品不能触及包内面,操作时不能跨越无菌区域。

2. 器械台布单要求平整,下垂台缘下30cm以上,台缘及台缘下应视为污染区,不可将器械物品置于器械台边缘以外。垂落于台缘以下的物品或器械视为污染,不可再用或向上提拉,需要再用时重新更换。

3. 无菌台面如被水或血浸湿,应及时加盖无菌巾以保持无菌效果。

4. 器械台上的器械及用物应及时整理,保持器械台清洁、整齐、有序。及时供应手术人员所需,保证手术顺利进行。小件物品如刀片、缝线、缝针、注射器等应妥善保管,以免丢失。

【实训作业】

1. 写出器械台管理的关键点。

2. 分析自己操作成功或失败的原因。

3. 写出自己在今后的护理实训过程中需要改进的地方。

【操作评分】

项目		分值	评分观测点	评分级别			得分
				I	II	III	
操作前准备	评估	6	评估患者项目齐全、方法正确	6	5	4	
	护士准备	10	（1）操作者衣帽整洁，举止端庄，语言恰当	6	5	4	
			（2）核对手术通知单内容及患者信息准确无误	4	3	2	
	用物准备	5	用物齐全、正确	5	4	3	
	环境准备	4	环境清洁、宽敞、光线充足	4	3	2	
操作过程	核对解释	7	（1）核对方法正确、规范	4	3	2	
			（2）患者手术体位正确	3	2	1	
	放置器械车	3	器械车放于手术间位置合适，距墙至少30cm	3	2	1	
	检查器械包	5	检查无菌器械包的内容齐全、手法正确规范	5	4	3	
	打开包布	10	（1）打开外层包布方法正确、无污染	4	3	2	
			（2）用无菌持物钳打开内层夹巾、第三层包布 方法正确、无污染	6	5	4	
	清点数量	5	器械护士与巡回护士清点器械及物品数量无误	5	4	3	
	正确传递	10	（1）正确、主动、迅速地传递所需器械和物品	5	4	3	
			（2）及时收回用过的器械，擦拭血迹，保持器 械干净，器械台清洁、整齐、有序	5	4	3	
	核对用物	5	关闭切口前、后与巡回护士共同核对术中所用 的所有器械、物品种类齐全，数量准确	5	4	3	
	操作后处理	14	（1）擦净患者身上的血迹	4	3	2	
			（2）清理器械及用物符合要求	4	3	2	
			（3）脱手术衣、手套方法正确	6	5	4	
	总评	16	（1）动作轻稳、正确、安全、无污染	6	5	4	
			（2）关爱患者，保护患者隐私	5	4	3	
			（3）与手术医生配合默契	5	4	3	
	总分	100					

项目四　造口护理

"造口"一词来源于希腊语，意思是口或开口。造口术是外科最常施行的手术之一。造口以肠造口最多见，其次是尿路造口、胃造瘘、气管造口等。

● 案例2-4 --

患者李某，男，52岁。直肠癌根治术术后第5d。腹部切口敷料外观干燥无污染，左下腹乙状结肠造口，造口呈圆形，黏膜红润，高度正常，外接一件式造口袋，粘胶松脱，排泄物占造口袋容量2/3，进行造口护理。

讨论：

1. 正常结肠造口的形态是什么样的？

2. 结肠造口患者需注意什么？

3. 如何剪裁造口底盘?

【目的】

保持造口周围皮肤的清洁;帮助患者掌握正确护理造口的方法,预防并发症的发生。

【操作流程】

操作前准备	1. 核对治疗单、医嘱单
	2. 评估患者
	(1) 患者病情、意识状态、心理状态、自理能力、活动程度、家庭支持程度、经济情况
	(2) 患者及家属对造口护理方法和知识的掌握程度
	(3) 辨别造口的类型、功能状况及有无并发症
	(4) 评估造口周围皮肤情况,有无 DET(变色、浸湿、坏死)发生
	3. 护士准备 衣帽整洁,洗手,戴口罩
	4. 用物准备 治疗车上层放置:治疗盘、治疗碗、镊子、弯盘、无菌手套、治疗巾或垫巾、造口测量尺、造口袋一套(底板、袋)、剪刀、小方纱或柔软的纸巾、棉球若干、生理盐水、速干手消毒剂、笔、护理单。必要时备造口粉、皮肤保护膜、防漏膏或防漏条,一次性引流袋。治疗车下层放置:医疗垃圾桶
	5. 环境准备 操作环境整洁、安静、光线适宜,必要时屏风遮挡
操作流程	1. 核对解释 携用物至床旁,核对患者,向患者及家属解释操作目的,取得配合,必要时屏风遮挡患者。核对并检查造口袋的型号、款式、质量、有效期(一件式造口袋 3～5d 更换一次,两件式造口袋 8～10d 更换一次,夏季可缩短更换时间),根据造口情况选择不同规格的造口袋
	2. 安置卧位 协助患者取舒适卧位,暴露造口部位,造口下方铺治疗巾或垫巾,放置弯盘
	3. 揭除造口袋 观察造口情况,戴手套,一手固定造口周围皮肤,一手由上向下 180° 揭除造口袋。观察排出物的性状、颜色、量,观察造口周围皮肤有无 DET 发生
	4. 清洁造口 用镊子夹生理盐水棉球,由外向内清洁造口及周围皮肤。造口缝线拆除后用清水清洗即可,勿用酒精、碘酒、化学制剂的湿纸巾或其他消毒液清洗,用小方纱或纸巾擦干皮肤。造口有出血或造口周围皮肤有破损时,在造口及其周围皮肤上撒造口粉,以止血和保护周围皮肤。用皮肤保护膜将造口粉盖在皮肤上,并干燥 1min。如果造口周围皮肤不平整,用防漏膏涂在造口周围并干燥 1～2min
	5. 测量修剪 用造口测量尺测量造口大小、形状。根据测量尺寸用剪刀修剪出造口的大小,修剪小孔,造口底板孔径大于造口 0.1～0.2cm。用手指将底板的造口圈磨平
	6. 粘贴底盘 将贴在底盘上的粘贴纸揭去,依造口位置由下向上粘贴造口底盘,由内向外按压造口底盘的外围,使之与皮肤紧密粘贴,检查并夹好便袋夹
	7. 整理 撤除治疗巾或垫巾,脱手套,协助患者穿好衣裤,取舒适卧位,整理床单位。向患者及家属交代注意事项
操作后整理	1. 处理用物 用物分类处理
	2. 洗手记录 洗手、脱口罩,记录

【实训评价】

1. 为患者选择合适的造口护理用品。

2. 操作过程中与患者沟通,了解患者需求。对患者及家属进行健康教育,指导患者学会观察造口和进行自我护理的方法。

3. 护士操作熟练、规范,患者感到舒适。

4. 造口袋与造口周围皮肤接触良好无外漏。造口周围皮肤干燥,无异味。

【注意事项】

1. 使用造口护理产品前要了解各种造口产品的特性,根据造口的不同特点选择造口护理产品,有条件的可咨询造口治疗师。

2. 更换造口袋应在患者饭前或造口蠕动不强烈时进行；小肠造口患者选择空腹时更换。

3. 揭除造口袋时注意保护皮肤，粘贴造口袋前保证造口周围皮肤清洁干燥。

4. 保持造口袋底盘与造口袋之间的空隙在合适的范围。

5. 有外漏时要立即更换造口袋。

6. 定期扩张造口，防止狭窄。

7. 避免做增加腹压的动作，以免形成造口旁疝。

【实训作业】

1. 写出造口护理的关键点。

2. 分析自己操作成功或失败的原因。

3. 搜索造口护理的新进展，试提出自己为促进患者舒适的想法。

【操作评分】

项目		分值	评分观测点	评分级别			得分
				I	II	III	
操作前准备	评估	5	（1）评估患者项目齐全，方法规范	3	2	1	
			（2）礼貌称呼，沟通有效	2	1	0	
	护士准备	4	衣帽整洁，洗手，戴口罩	4	2	1	
	用物准备	3	用物齐全、正确	3	2	1	
	环境准备	3	环境清洁、宽敞，光线适宜，必要时屏风遮挡	3	2	1	
操作过程	核对解释	5	（1）核对方法正确、规范	2	1	0	
			（2）解释全面、有效，嘱配合方法	3	2	1	
	安置卧位	6	患者卧位舒适，造口暴露充分，治疗巾和弯盘位置合适	6	4	2	
	造口护理	50	（1）取下造口袋方法正确	10	7	5	
			（2）清洁造口及周围皮肤正确	10	7	5	
			（3）修剪造口袋底盘正确	14	10	7	
			（4）粘贴新造口袋方法正确	12	8	5	
			（5）造口袋下端开口夹闭正确	4	3	2	
	整理	8	（1）撤除用物迅速	2	1	0	
			（2）患者卧位舒适	3	2	1	
			（3）询问患者感受，嘱注意事项	3	2	1	
操作后处理		6	（1）用物处理恰当	2	1	0	
			（2）洗手、脱口罩、记录正确	2	1	0	
			（3）感谢患者配合	2	1	0	
总评		10	动作轻稳、正确、关爱患者	7	5	3	
			操作时间＜15min	3	2	1	
总分		100					

项目五　胸腔闭式引流护理

胸腔闭式引流的主要目的是排除各种原因所致的胸膜腔内积气、积液（积血、积脓），恢复与保持胸膜腔的负压状态，促进肺复张。

案例 2-5

患者王某，男，76岁。因肺癌行右下肺叶切除术，术后置胸腔闭式引流管一根，今天患者术后第3d，引出血性液体约200ml。请根据患者的病情进行胸腔闭式引流管的护理。

讨论：

1. 你在给患者王某进行胸腔闭式引流护理前需要评估患者哪些情况？

2. 胸腔闭式引流管用于引流气体、液体、脓液时，胸腔引流管所放置的体表位置是什么？

3. 如果在置管期间，引流装置从胸腔连接处意外滑脱，应如何处理？

【目的】

引流胸腔内的积气、积液，重建胸腔负压，维持纵隔的正常位置，促进肺复张。

【操作流程】

操作前准备	1. 查对 两名护士核对医嘱单、执行单，签名	
	2. 评估患者	
	（1）患者病情、手术情况、意识状态、心理状态、对护理操作的合作程度	
	（2）患者生命体征、引流情况	
	（3）观察患者伤口与引流口情况，由患者的近端向远端挤压胸腔引流管，观察水封瓶内水柱波动情况，必要时鼓励患者咳嗽	
	（4）告知患者操作方法、目的，指导患者配合	
	3. 护士准备 洗手，戴口罩	
	4. 用物准备 治疗车上层放置：治疗盘、一次性胸腔闭式引流瓶、无菌外用生理盐水500ml、无菌纱布3块、血管钳2把、消毒棉签、碘伏、无菌治疗巾、胶布、手套、弯盘。治疗车下层放置：医疗垃圾桶	
	5. 环境准备 操作环境整洁、安静、光线充足	
	6. 在治疗室内查对并打开生理盐水，检查水封瓶包消毒日期，打开水封瓶包，向瓶内倒入无菌生理盐水，使长管置于液面下3～4cm，检查水封瓶的密闭性，保持直立位，并用胶布在瓶外做好液面高度标记及更换日期	
操作流程	1. 核对解释 携用物至床旁，核对患者腕带信息，向患者解释胸腔引流的目的，操作过程中可能出现的不适及配合方法	
	2. 安置卧位 半坐卧位，暴露伤口及胸腔闭式引流侧胸壁	
	3. 铺巾置盘 将治疗巾铺于患者胸腔引流管接头下，弯盘放置在胸腔引流管接头下	
	4. 夹闭分离 用2把血管钳交叉夹紧胸腔引流管连接处上方，戴手套，分离胸腔引流管与连接管接头处并断开，上提连接管使引流液流入水封瓶内，妥善放置连接管	
	5. 消毒连接 用碘伏棉签消毒胸腔引流管接口处，消毒范围大于2cm，将准备好的胸腔引流装置与胸腔引流管连接，并旋紧。正确放置水封瓶，瓶的位置与胸腔间距60～100cm	
	6. 撤物检查 去除弯盘，取下治疗巾，再次检查各衔接处是否紧密牢固，胸腔闭式引流瓶的长管是否直立于液面下3～4cm	
	7. 松钳观察 松开2把血管钳，再次观察胸腔引流是否通畅，长玻璃管内水柱是否随呼吸上下波动，必要时嘱患者咳嗽	
	8. 妥善固定 将连接管远端用别针固定在床边床单上，观察引流液的颜色、性状和量，脱手套	
	9. 整理 整理患者的衣物及床单位，询问患者有无需要，清理用物	
操作后整理	1. 按医用垃圾分类处理用物	
	2. 洗手、记录	
	3. 交代注意事项	

【实训评价】

1.患者理解胸腔闭式引流的目的，能主动配合。

2.保持患者胸腔引流通畅。

3.护士操作熟练、规范，严格无菌操作。

【注意事项】

1.严格无菌操作，水封瓶每日更换。

2.任何情况下，水封瓶不能高于患者胸部。

3.避免引流管受压、折曲、滑脱及阻塞，保持引流通畅。

4.更换水封瓶时，应用血管钳夹闭引流管，防止空气进入，保证引流管与水封瓶连接牢固紧密，切勿漏气。

5.胸腔闭式引流管自胸腔滑脱时，应迅速捏闭或用无菌纱布覆盖胸壁引流口，防止形成开放性气胸，并立即通知医生；胸腔闭式引流管连接处脱落或水封瓶被打破，迅速钳闭近胸端引流管，然后更换远端连接管及水封瓶。

6.拔除引流管前，嘱患者深吸气，然后屏气，迅速拔除引流管。

【实训作业】

1.写出胸腔闭式引流的关键点。

2.分析自己操作成功或失败的原因。

【操作评分】

项目		分值	评分观测点	评分级别			得分
				I	II	III	
操作前准备	评估	10	（1）评估患者项目齐全，方法规范	5	4	3	
			（2）礼貌称呼，沟通有效	5	4	3	
	护士准备	5	衣帽整洁，举止端庄，语言恰当	5	4	3	
	用物准备	10	（1）用物齐全、正确	3	2	1	
			（2）治疗室内准备好无菌胸腔闭式引流瓶装置	7	5	3	
	环境准备	3	环境清洁、宽敞，光线适宜	3	2	1	
操作过程	核对解释	5	（1）核对方法正确、规范	3	2	1	
			（2）解释全面、有效，嘱配合方法	2	1	0	
	安置卧位	9	（1）安置半坐卧位	3	2	1	
			（2）引流管接头下铺治疗巾	3	2	1	
			（3）引流管接头下放置弯盘	3	2	1	
	夹闭分离	13	（1）2把钳双重夹闭引流管	5	4	3	
			（2）戴无菌手套	5	4	3	
			（3）分离引流管与水封瓶连接管	3	2	1	
	消毒连接	14	（1）碘伏消毒引流管连接口	3	2	1	
			（2）更换水封瓶	3	2	1	
			（3）连接胸腔引流管	5	4	3	
			（4）固定水封瓶低于胸腔60～100cm	3	2	1	

项目		分值	评分观测点	评分级别			得分
				I	II	III	
操作过程	松钳观察	11	（1）松开2把血管钳	3	2	1	
			（2）观察引流是否通畅	5	4	3	
			（3）固定引流管，脱手套	3	2	1	
	整理	6	（1）安置患者舒适卧位，整理床单位	3	2	1	
			（2）询问患者感受，嘱注意事项	3	2	1	
	操作后处理	4	（1）用物处理恰当	1	0.5	0	
			（2）洗手、脱口罩、记录正确	2	1	0	
			（3）感谢患者配合	1	0.5	0	
	总评	10	动作轻稳、正确、无菌观念强	7	5	3	
			操作时间＜8min	3	2	1	
	总分	100					

项目六 胃肠减压术

胃肠减压是引流胃肠道内的积气、积液，降低胃肠道内的压力，改善胃肠壁血液循环，有利于炎症局限的方法。

● 案例2-6 --

患者王某，男，58岁。无诱因左上腹阵发性隐痛，柏油样便入院。入院后病理活检：胃窦腺癌。在全麻下行胃癌切除术、Billroth吻合术。术后查体：T 36.5℃，P 70次/分，R 20次/分，BP 130/80mmHg。医嘱：禁食、持续胃肠减压。

讨论：

1. 操作前需要进行哪些评估？

2. 操作完成后需要进行哪些检查？

【目的】

胃肠减压能降低胃肠道内张力，改善胃肠壁的血液循环，减轻腹胀，促进胃肠道手术后吻合口愈合。

【操作流程】

操作前准备	1. 评估 意识状态、合作程度；鼻腔情况；胃管长度及其有无盘曲于口腔内；胃管有无扭曲
	2. 护士准备 衣帽整洁，修剪指甲，洗手、戴口罩
	3. 用物准备 治疗盘、弯盘、纱布、别针、胶布、治疗巾（纵折法）、血管钳、胃肠减压器。检查胃肠减压器名称、有效期、有无漏气；打开外包装，检查负压器装置完好、无漏气，检查导管无扭曲折痕，放回袋中
	4. 环境准备 清洁、宽敞，设施齐全

操作流程	1. 核对解释 携用物至床旁,核对患者信息无误,解释操作目的,取仰卧位或半坐卧位(麻醉未清醒时取去枕仰卧位,头偏向一侧)
	2. 夹管检查
	(1)夹管:夹闭胃管,检查鼻翼部和面颊部胶布固定是否牢固
	(2)铺巾:铺治疗巾,放置弯盘
	3. 安装负压装置
	(1)取负压装置:取出引流器和连接导管,接口向上
	(2)连接负压装置:取纱布垫于胃管与引流管接口处,左手手指拔除导管盖帽,导管连接到胃管上,衔接紧密
	(3)调节负压:拔除导管另一侧盖帽,打开负压装置一侧开关,插入负压引流器中,打开另一侧开关,调节负压
	(4)开管观察:打开夹闭的胃管,观察引流是否通畅,引流液的颜色、性质和量
	4. 固定负压装置 固定负压引流器、引流管(先远侧后近侧),保证长度足够翻身
操作后整理	1. 按医用垃圾分类处理用物
	2. 正确记录引流液的颜色、性质、量

【实训评价】

1. 操作熟练、规范。

2. 固定妥善、胃管未脱出。

【注意事项】

1. 固定妥善、防止打折、避免脱出。

2. 观察引流物的颜色、性质和量。

3. 密切观察患者的水、电解质和胃肠功能的情况。

【实训作业】

1. 写出胃肠减压的关键步骤。

2. 分析自己操作成功或失败的原因。

【操作评分】

项目		分值	评分观测点	评分级别			得分
				I	II	III	
操作前准备	评估	5	(1)评估患者项目齐全,方法规范	3	2	1	
			(2)礼貌称呼,沟通有效	2	1	0	
	护士准备	6	衣帽整洁,举止端庄,语言合适	6	5	4	
	用物准备	2	用物齐全、正确	2	1	0	
	环境准备	3	环境清洁、宽敞	3	2	1	
操作过程	核对解释	5	(1)核对方法正确、规范	3	2	1	
			(2)解释全面、有效,嘱配合方法	2	1	0	
	夹管检查	3	夹管有效,检查方法正确	3	2	1	
	铺巾放盘	3	方法正确	3	2	1	
	安装负压装置	55	(1)取负压装置手法正确	10	8	5	
			(2)连接负压装置方法正确,无污染	10	8	5	
			(3)调节负压方法正确,负压合适	10	8	5	
			(4)打开胃管方法正确,引流通畅	10	8	5	
			(5)固定负压引流器、引流管顺序正确,长度合适	10	8	5	
			(6)询问感受,嘱注意事项	5	4	2	

续表

项目	分值	评分观测点	评分级别			得分
			I	II	III	
操作后处理	8	（1）用物处理恰当	2	1	0	
		（2）洗手，记录并签名	3	2	1	
		（3）感谢患者配合	3	2	1	
总评	10	动作轻巧、稳重、准确、安全	7	5	3	
		操作时间＜5min	3	2	1	
总分	100					

项目七 T管护理

胆囊手术后放置T管的目的是引流胆汁、残余结石，支撑胆管，以减轻胆管水肿，降低胆总管内压力，减少胆汁渗漏的发生；将胆囊及胆管内残余结石排出体外；避免术后胆总管切口瘢痕狭窄、管腔变小、粘连狭窄等。

● 案例2-7

患者杨某，男，61岁。患者1d前无明显诱因出现右上腹阵发性绞痛，加重5h，急诊送往医院，诊断为胆总管结石伴梗阻，胆管炎，胆囊结石。今日在全身麻醉下行"胆总管切开取石+T管引流+胆囊切除术"。手术顺利结束，患者安返病房。术后第二天更换T管引流袋。请根据患者的病情进行T管护理。

讨论：

1. 操作中棉球消毒有哪些步骤？

2. 操作完成后需要观察哪些内容？

【目的】

降低胆管内压力，防止胆汁的外漏，引流残余结石，支撑胆道，避免术后胆总管切口瘢痕狭窄、管腔变小、粘连狭窄等。

【操作流程】

操作前准备
1. 评估 意识状态、合作程度；伤口局部皮肤情况；治疗情况；引流管有无扭曲、折叠；引流液颜色、性质和量
2. 护士准备 衣帽整洁，修剪指甲，洗手，戴口罩
3. 用物准备 治疗盘、弯盘、治疗巾或棉垫（纵折法）、引流袋（瓶）1只、血管钳、小药杯内放乙醇棉球数只、检查引流袋外包装是否漏气，是否在有效期内
4. 环境准备 清洁、宽敞，设施齐全

操作流程
1. 核对解释 携用物至床旁，核对患者信息，解释T管引流的目的、意义及注意事项
2. 摆放体位 取平卧位或舒适体位，暴露腹外T管
3. 铺巾、夹管 在T管与引流管接口下方铺无菌治疗巾（图2-7-1），放置弯盘、小药杯，血管钳钳夹T管近端（图2-7-2）

续表

操作流程	4.更换引流袋及连接管
	（1）检查引流袋：再次检查引流袋外包装，拆开外包装，检查引流袋完好、无损、刻度清晰，夹闭开关
	（2）分离消毒：分离T管与引流管接口，在接口处旋转消毒T管远端，置于无菌纱布上
	（3）移除：移除原引流袋及连接管
	（4）重建引流：再次消毒T管远端，连接新引流袋（图2-7-3），T管与引流管接口衔接紧密
	（5）松钳固定：松开血管钳，观察引流是否通畅，固定引流装置，引流装置低于腹部切口位置
	5.整理　撤治疗巾、弯盘，协助患者取舒适体位，整理床单位
操作后整理	1.按医用垃圾分类处理用物
	2.正确记录引流液的颜色、性质和量

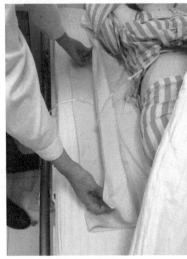
图 2-7-1　铺治疗巾

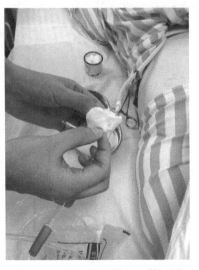
图 2-7-2　用血管钳钳夹T管近端

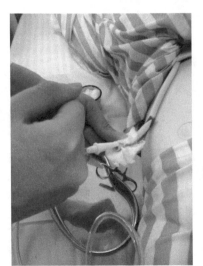
图 2-7-3　更换引流管

【实训评价】

1.操作熟练、规范。

2.沟通技巧佳。

【注意事项】

1.严格进行无菌操作，保持胆管引流通畅。

2.妥善固定，防止打折、避免T管脱落。

3.保护好患者引流处周围的皮肤，防止胆汁浸渍而引起的局部皮肤破损和感染。

4.密切观察胆汁的颜色、性质、量。

【实训作业】

1.写出T管护理的关键步骤。

2.分析自己操作成功或失败的原因。

【操作评分】

项目		分值	评分观测点	评分级别			得分
				I	II	III	
操作前准备	评估	5	（1）评估患者项目齐全，方法规范	3	2	1	
			（2）礼貌称呼，沟通有效	2	1	0	
	护士准备	6	衣帽整洁，举止端庄，语言合适	6	5	4	
	用物准备	2	用物齐全、正确	2	1	0	
	环境准备	3	环境清洁、宽敞	3	2	1	
操作过程	核对解释	5	（1）核对方法正确、规范	3	2	1	
			（2）解释全面、有效，嘱配合方法	2	1	0	
	摆放体位	6	方法正确	6	5	4	
	铺巾	5	铺巾正确、无污染	5	4	3	
	夹管	3	夹管位置合适	3	2	1	
	更换引流袋	47	（1）检查引流袋方法正确，夹闭开关正确	6	4	2	
			（2）分离T管与引流管接口手法正确	10	8	5	
			（3）移除原引流袋及连接管方法正确，无污染	10	8	5	
			（4）重建引流手法正确，T管与引流管接口衔接紧密	8	6	4	
			（5）松开血管钳方法正确，引流通畅，固定引流装置位置合适	8	6	3	
			（6）询问感受，嘱注意事项	5	3	1	
	操作后处理	8	（1）用物处理恰当	2	1	0	
			（2）洗手，记录并签名	3	2	1	
			（3）感谢患者配合	3	2	1	
	总评	10	动作轻巧、稳重、准确、安全	7	5	3	
			操作时间＜8min	3	2	1	
	总分	100					

模块三 急救护理核心技术

项目一 止血与包扎基本技术

止血与包扎基本技术是压迫止血、减少感染、保护伤口、减轻疼痛，以及固定敷料和夹板的方法。

● 案例 3-1

患者杨某，男，24岁。因车祸致右前臂出血，患者疼痛，右前臂畸形。右前臂中段有7cm×8cm软组织缺损创面，伤口污染并出血。医嘱：清创止血包扎。

讨论：

1. 如何针对不同的创伤部位进行有效包扎？

2. 如何观察肢体末端的颜色和温度？

【目的】

压迫止血，减少创面污染，减少渗血、预防水肿。

【操作流程】

操作前准备	1. 评估　患者伤情（有无肿胀、畸形、异常活动、伤口污染程度等），意识状态，心理状态及合作程度（图 3-1-1） 2. 护士准备　衣帽整洁、修剪指甲、洗手、戴口罩 3. 用物准备　治疗盘、木制夹板（长短合适、内置衬垫）、绷带、三角巾、别针、胶布、生理盐水、无菌棉球、动脉止血带、换药碗、镊子、纱布、剪刀、弯盘、无菌手套等 4. 环境准备　清洁、宽敞，设施齐全
操作流程	1. 核对解释　携用物至床旁，核对解释 2. 体位摆放　取坐位或半卧位，暴露出血部位，托扶受伤肢体 3. 清洗伤肢　无菌纱布覆盖伤口，用软毛刷蘸消毒的肥皂液刷洗伤肢皮肤，冷水冲净，反复几次，直至清洗干净，用无菌纱布擦干 4. 清洁创面　去除覆盖伤口纱布，用消毒皂液刷洗伤口，并用无菌生理盐水冲洗，用镊子去除伤口内的污物，按照由内向外的顺序进行 5. 覆盖纱布　用无菌镊夹取纱布，覆盖创面 6. 包扎　面向患者，放置合适的夹板于伤肢处，一手持绷带、另一手拉开绷带环绕3～4周，再用螺旋包扎法向上环绕，最后继续环绕3～4周，绷带下周应以压住上一周的1/3～1/2为宜，松紧合适。贴胶布，与肢体纵轴垂直 7. 三角巾固定　检查并打开三角巾外包装，取出三角巾，将三角巾顶角对着伤肢肘关节，一底角置于健侧胸部过肩于背后，伤臂屈肘（功能位）放于三角巾中部，三角巾另一底角包绕伤臂反折至伤侧肩部，两底角在颈侧方打结，顶角向肘前反折，用别针固定（图 3-1-2）

操作流程	8. 观察　观察伤肢血运、伤口包扎的松紧度、肢体功能等情况
	9. 健康指导　指导患者对自身肢体供血情况的观察。如有异常情况，如疼痛、伤口出血等及时告知医护人员。切勿自行拆解绷带，保持肢体功能位

操作后整理	1. 按医用垃圾分类处理用物
	2. 洗手，记录伤肢情况及包扎日期和时间

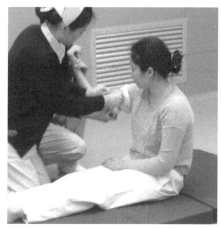

图 3-1-1　评估伤情

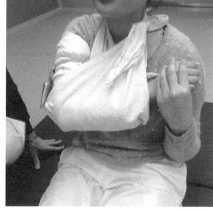

图 3-1-2　三角巾固定

【实训评价】

1. 操作熟练、规范。

2. 沟通技巧佳。

【注意事项】

1. 根据受伤部位选择合适的包扎方法。

2. 包扎前注意清创。

3. 包扎后密切观察肢体末端的颜色、温度。

4. 骨隆突处需加衬垫，避免在伤口、受压处打结。

【实训作业】

1. 写出包扎止血的关键步骤。

2. 分析自己操作成功或失败的原因。

【操作评分】

项目		分值	评分观测点	评分级别			得分
				I	II	III	
操作前准备	评估	5	（1）评估患者项目齐全，方法规范	3	2	1	
			（2）礼貌称呼，沟通有效	2	1	0	
	护士准备	6	衣帽整洁，举止端庄，语言合适	6	5	4	
	用物准备	2	用物齐全、正确	2	1	0	
	环境准备	3	环境清洁、宽敞	3	2	1	

项目		分值	评分观测点	评分级别			得分
				I	II	III	
操作过程	核对解释	5	（1）核对方法正确、规范	3	2	1	
			（2）解释全面、有效，嘱配合方法	2	1	0	
	病人体位	2	体位摆放正确	2	1	0	
	清洗伤肢	5	清洗方法正确	5	3	1	
	清洁创面	5	（1）清洁部位正确	2	1	0	
			（2）清洁创面方法正确	2	1	0	
			（3）询问患者感受	1	0.5	0	
	止血包扎	23	（1）敷料覆盖伤口方法正确	5	3	1	
			（2）夹板放置位置合适	10	8	5	
			（3）绷带环绕、包扎手法正确，下周压上周位置合适	8	6	4	
	三角巾固定	20	（1）三角巾固定手法正确，效果良好	15	10	5	
			（2）观察伤肢血运、伤口包扎的松紧度、肢体功能等内容全面	5	3	1	
	健康教育	6	询问感受，嘱注意事项，指导观察方法	6	4	2	
操作后处理		8	（1）用物处理恰当	2	1	0	
			（2）洗手，记录并签名	3	2	1	
			（3）感谢患者配合	3	2	1	
总评		10	动作轻巧、稳重、准确、安全	7	5	3	
			操作时间＜5min	3	2	1	
总分		100					

项目二　基本生命支持术

基本生命支持术是指对由于各种原因引起的呼吸、心搏骤停时，在突发现场紧急采取的有效恢复心跳、呼吸功能的初步救护措施。

● 案例 3-2

患者杨某，男，52 岁。因饮酒后胸闷不适 30min，突然倒地，家属呼叫 120 急救。查体：BP 0，P 0，R 5 次 / 分，意识丧失，大动脉搏动消失，叹息样呼吸，口唇发绀，双瞳孔等大等圆、直径 3.5mm，对光反射消失，心音消失。

讨论：

1. 如何迅速判断患者的意识、呼吸、颈动脉搏动？

2. 如何进行有效的心外按压？

【目的】

恢复患者的自主呼吸和循环，抢救心搏骤停的患者。

【操作流程】

操作前准备	1. 评估 周围环境是否安全
	2. 判断呼救
	（1）意识丧失：双手轻拍患者双肩，同时双耳大声呼唤患者，5s 内完成（图 3-2-1）
	（2）颈动脉搏动消失：用示指、中指指端先触及气管正中，然后滑向颈外侧气管与肌群之间的沟内，触摸无搏动，5～10s 完成（图 3-2-2）
	（3）呼吸停止：在保持气道开放的情况下，抢救者耳朵贴近患者口鼻处，无气流流出。眼看向患者胸部，胸部无起伏，与判断颈动脉搏动同时进行，5～10s 完成（图 3-2-2）
	（4）呼救：确认患者意识丧失，立即呼救
	3. 用物准备 纱布、呼吸膜、酒精棉球等

操作流程	1. 安置体位 将患者安置于硬板床，去枕仰卧，头、颈、躯干在同一轴线上，双手放于两侧，身体无扭曲
	2. 心脏按压
	（1）抢救者位置：抢救者立于患者右侧
	（2）解衣：解开衣领、腰带，暴露患者胸腹部
	（3）按压部位：胸骨中下 1/3 交界处
	（4）按压方法：两手掌根部重叠，手指翘起不接触胸壁，上半身前倾，两臂伸直，垂直向下用力（图 3-2-3）
	（5）按压幅度：胸骨下陷 5～6cm
	（6）按压频率：100～120 次/分
	3. 开放气道 检查颈部有无损伤，此患者无损伤。头偏向一侧（动作轻柔），检查口腔，右手包裹纱布，去除口腔异物（包括活动性义齿）
	4. 人工呼吸
	（1）捏住患者鼻翼部
	（2）深吸气，用力吹气，直至患者胸廓抬起（图 3-2-4）
	（3）吹气毕，观察胸廓情况
	（4）连续 2 次，按压与人工呼吸之比为 30：2，连续 5 个循环
	5. 判断复苏效果 5 个循环后，观察患者呼吸、颈动脉搏动、意识等生命体征

操作后整理	1. 按医用垃圾分类处理用物
	2. 洗手
	3. 记录抢救时间、抢救结果等内容

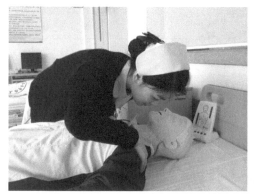

图 3-2-1 判断意识

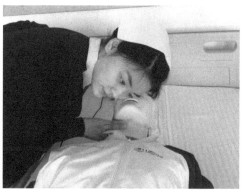

图 3-2-2 判断呼吸与颈动脉搏动

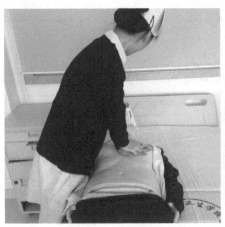
图 3-2-3　心外按压

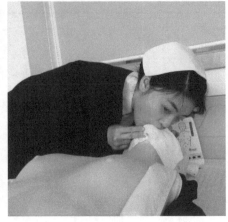
图 3-2-4　人工呼吸

【实训评价】

1.操作熟练、规范。

2.沟通技巧佳。

【注意事项】

1.人工呼吸，以胸廓抬起为有效呼吸。

2.胸外按压，确保按压的频率、深度，按压后要让胸廓有充分的回弹，以保证血流回流到心脏。

3.胸外按压时，施救者肩、肘、手腕需在一条直线上，手掌根部不能离开患者的胸壁。

【实训作业】

1.写出基本生命支持术的关键步骤。

2.写出复苏成功后的安全指导要点。

【操作评分】

项目		分值	评分观测点	评分级别			得分
				Ⅰ	Ⅱ	Ⅲ	
操作前准备	评估	5	评估患者意识、呼吸、大动脉搏动方法正确	5	3	1	
	护士准备	6	衣帽整洁，举止端庄，语言合适	6	5	4	
	用物准备	2	用物齐全、正确	2	1	0	
	环境准备	3	环境安全	3	2	1	
操作过程	判断呼救	3	（1）判断意识，5s内完成	1	0	0	
			（2）判断大动脉搏动和呼吸，5～10s完成	1	0	0	
			（3）紧急呼救：确认患者意识丧失，立即呼叫	1	0	0	
	放置体位	5	（1）将患者安置于硬板床，取仰卧位	2	1	0	
			（2）去枕，头、颈、躯干在同一轴线上双手放于两侧，身体无扭曲	3	2	1	

项目		分值	评分观测点	评分级别			得分
				I	II	III	
操作过程	心脏按压	19	（1）抢救者立于患者右侧	2	1	0	
			（2）解开衣领、腰带，暴露患者胸腹部	2	1	0	
			（3）按压部位定位准确	5	3	1	
			（4）按压方法正确	5	3	1	
			（5）按压幅度准确	2	1	0	
			（6）按压频率准确	3	2	1	
	开放气道	4	（1）检查口腔，清除口腔异物有效	2	1	0	
			（2）取出活动义齿方法正确	1	0.5	0	
			（3）判断颈部有无损伤手法正确，开放气道方法正确、有效	1	0.5	0	
	人工呼吸	25	（1）捏住患者鼻孔手法正确、有效	2	1	0	
			（2）深吸气，用力吹气，直至患者胸廓抬起	5	3	1	
			（3）吹气毕，观察胸廓情况	5	3	1	
			（4）连续2次	5	3	1	
			（5）按压与人工呼吸之比为30：2，连续5个循环	8	5	2	
	判断复苏效果	10	（1）操作5个循环后，判断复苏效果	2	1	0	
			（2）颈动脉恢复搏动，平均动脉血压大于60mmHg	2	1	0	
			（3）自主呼吸恢复	2	1	0	
			（4）瞳孔缩小，对光反射存在	2	1	0	
			（5）面色、口唇、甲床和皮肤色泽转红	2	1	0	
操作后处理		8	用物处理恰当	8	6	4	
总评		10	动作轻巧、稳重、准确、安全	7	5	3	
			操作时间＜5min	3	2	1	
总分		100					

模块四 内科护理核心技术

项目一 心电图监测

心电图是记录心脏电活动的图形。心电图监测是临床上应用最广泛的医学技术检查手段之一。通过观察心电图的动态改变，可以判断疾病的演变和治疗效果，在心肌梗死、心律失常的诊断上，心电图有重要的、独特的价值。

● 案例 4-1

患者，女，69 岁。冠心病病史 6 年，近 1 周心绞痛发作频繁，来医院就诊，门诊医生开出心电图检查。

讨论：

1. 为什么医生为该患者开出心电图检查？

2. 假如由你来为患者做心电图，请问在其胸部 1、2、3、4、5、6 部位分别应安放何种导联的电极？

【目的】

监测心电图异常的类型，为临床诊断、治疗和护理提供依据。

【操作流程】

操作前准备	1. 查对　两名护士核对医嘱单、执行单，签名
	2. 评估患者
	（1）患者病情、年龄、意识状态、心理状态、自理能力及合作程度
	（2）患者既往有无监测心电图的经历
	（3）患者安放导联电极部位皮肤情况
	3. 护士准备　洗手，戴口罩
	4. 用物准备　心电图机、导联线、电极板、接地线、心电图纸、导电膏、棉签、弯盘、笔、手消毒液、干纱布
	5. 环境准备　操作环境整洁、安静、光线充足，避免电磁干扰，屏风遮挡
操作流程	1. 核对解释　携用物至检查床旁，核对患者信息，向患者解释操作目的，取得配合
	2. 取下干扰物　患者安静休息 5min，取下身上金属饰品、手表、手机等电子设备
	3. 开机　打开电源，检查心电图机性能
	4. 安置卧位　取仰卧位，露出手腕、脚踝部，解开上衣衣扣，暴露胸部
	5. 涂导电膏　将导电膏涂在导联连接的皮肤处
	6. 连接肢体导联　红色导联电极连接右上肢，黄色导联电极连接左上肢，绿色导联电极连接左下肢，黑色导联电极连接右下肢

操作流程	7. 连接胸导联 V₁（红色）：胸骨右缘第4肋间；V₂（黄色）：胸骨左缘第4肋间；V₃（绿色）：V₂ 与 V₄ 之间；V₄（棕色）：左锁骨中线与第5肋间交点；V₅（黑色）：左腋前线同 V₄ 水平；V₆（紫色）：左腋中线同 V₄ 水平（图 4-1-1） 8. 定标电压 一般选 1mV=10mm 9. 选走纸速度 一般选 25mm/s 10. 描记心电图 导联切换，依次记录12导联心电图，每个导联描记至少3个完整的心动周期，心律不齐者可适当加长 V₁ 导联或 II 导联
操作后整理	1. 整理 描记结束按"停止"键，取下电极并擦净皮肤，协助患者穿好衣服，再次核对，询问患者感受，并感谢患者配合 2. 用物处理 切断电源，整理导联线、洗净电极并分类整理用物 3. 记录 洗手，取下心电图纸，标记导联及患者姓名、年龄、性别，描记日期时间

【实训评价】

1. 清醒患者理解监测心电图的目的，能主动配合，描记过程顺利。

2. 护士操作熟练、规范，沟通有效，爱伤观念强。

【注意事项】

1. 心电图检查床大小合适，避免因床体过窄引起的患者肢体紧张所致的肌电干扰。

2. 检查前要指导患者去掉随身手表、手机等电子设备以排除干扰。

3. 乳房下垂女患者胸导联安放位置：托起下垂的乳房，将部分胸导联电极安放在乳房下的胸壁上，而不应安置在乳房上。

4. 将检查结果告知患者，并给予合理解释。

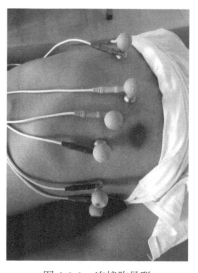

图 4-1-1 连接胸导联

【实训作业】

1. 找出心电图监测的关键点。

2. 分析自己操作成功或失败的原因。

【操作评分】

项目		分值	评分观测点	评分级别			得分
				I	II	III	
操作前准备	评估	5	（1）评估患者项目齐全，方法规范	3	2	1	
			（2）礼貌称呼，沟通有效	2	1	0	
	护士准备	6	衣帽整洁，举止端庄，语言恰当	6	5	4	
	用物准备	2	用物齐全、正确	2	1	0	
	环境准备	3	环境清洁、宽敞、光线充足，遮挡	3	2	1	
操作过程	核对解释	10	（1）核对方法正确、规范	5	3	1	
			（2）解释全面、有效，嘱配合方法	5	3	1	
	安置卧位	20	（1）取下干扰物	5	4	3	
			（2）开机正确	5	4	3	
			（3）卧位合适，暴露充分	10	7	5	

项目		分值	评分观测点	评分级别			得分
				Ⅰ	Ⅱ	Ⅲ	
操作过程	连接肢体导联	12	（1）导电膏涂抹均匀、位置正确	6	5	4	
			（2）肢体导联安放位置正确	6	5	4	
	连接胸导联	12	（1）导电膏涂抹均匀、位置正确	6	5	4	
			（2）胸导联安放位置正确	6	5	4	
	描记心电图	12	（1）定标电压、走纸速度选择正确	4	3	2	
			（2）每个导联心电图描记方法规范、长度符合要求	6	5	3	
			（3）询问感受	2	1	0	
	操作后处理	8	（1）用物处理恰当，擦净皮肤	3	2	1	
			（2）心电图记录信息全面、正确	3	2	1	
			（3）感谢患者配合	2	1	0	
	总评	10	动作轻稳、正确、爱伤观念强	7	5	3	
			操作时间＜10min	3	2	1	
	总分	100					

项目二 尿 糖 监 测

尿糖监测对糖尿病的诊断及治疗效果的监测具有重要的意义。尿糖阳性高度提示糖尿病，但尿糖阴性也不能排除糖尿病。尿糖结果受诸多因素影响，如肾糖阈的异常、尿潴留使检查结果不准确，服用一些药物如大剂量维生素C、水杨酸盐、甲基多巴使尿糖检查出现假阴性结果。

● 案例 4-2

患者，男，58岁。患2型糖尿病10年，长期服用降糖药。2d前出现恶心、呕吐、呼吸深快，有烂苹果味。今晨患者出现意识障碍，尿少，被紧急送往医院。初步诊断：糖尿病酮症酸中毒。医嘱：0.9%氯化钠注射液2000ml ivgtt，立即执行；监测意识、生命体征、尿糖、末梢血糖、尿量。

讨论：

为什么该患者需要进行尿糖监测？

【目的】

监测尿糖可以为诊断糖尿病、观察糖尿病治疗效果提供参考依据。

【操作流程】

操作前准备	1. 查对 两名护士核对医嘱单、执行单，签名
	2. 评估患者
	（1）患者病情、意识状态、心理状态、自理能力及合作程度
	（2）患者对尿糖监测方法的掌握程度
	3. 护士准备 洗手，戴口罩
	4. 用物准备 治疗盘、弯盘、清洁手套、手表（带秒针）、接尿杯、尿糖试纸、手消毒液、记录单、笔
	5. 环境准备 操作环境整洁、安静、光线充足，屏风遮挡
操作流程	1. 核对解释 携用物至床旁，核对患者腕带信息，向患者解释操作目的，取得配合
	2. 留取尿液 护士戴手套，用清洁接尿杯接取新鲜尿液适量
	3. 监测尿糖 检查尿糖试纸的有效期和说明书，打开尿糖试纸瓶，取出一片试纸，将试纸前端（检测区）浸入尿液中约5s

续表

操作流程	4. 取出试纸 在尿杯边缘拭去试纸背面尿液
	5. 判断时间 依据试纸使用说明书确定判断时间，一般为 1min 内
	6. 判断结果 将尿糖结果与试纸盒上的色框进行对照，读出监测结果
操作后整理	1. 安置患者卧位舒适，整理床单位
	2. 用过的试纸、接尿杯、手套，放于医疗废物盒
	3. 洗手、记录，告知患者检测结果

【实训评价】

1. 清醒患者理解监测尿糖的目的，能主动配合，过程顺利。

2. 护士操作熟练、规范，沟通有效，爱伤观念强。

【注意事项】

1. 昏迷或者尿潴留的患者可以通过导尿术留取尿标本。

2. 不能自理的患者，应协助留取尿标本。

【实训作业】

1. 找出尿糖监测的关键点。

2. 分析自己操作成功或失败的原因。

【操作评分】

项目		分值	评分观测点	评分级别			得分
				I	II	III	
操作前准备	评估	5	（1）评估患者项目齐全，方法规范	3	2	1	
			（2）礼貌称呼，沟通有效	2	1	0	
	护士准备	6	衣帽整洁，举止端庄，语言恰当	6	5	4	
	用物准备	6	用物齐全、正确	6	4	3	
	环境准备	3	环境清洁、宽敞、光线充足，遮挡	3	2	1	
操作过程	核对解释	10	（1）核对方法正确、规范	5	3	1	
			（2）解释全面、有效，嘱配合方法	5	3	1	
	留取尿液	10	（1）戴手套方法正确、手套完好	5	4	3	
			（2）留取尿液新鲜、量合适	5	4	3	
	监测尿糖	15	（1）检查尿糖试纸方法正确	6	5	4	
			（2）尿糖试纸浸入尿液位置正确、时间合适	9	7	5	
	取出试纸	12	（1）取出试纸方法正确	6	5	4	
			（2）试纸背面无多余尿液	6	5	4	
	判断结果	15	（1）判断时间与说明书要求一致	5	4	3	
			（2）监测结果正确	10	8	6	
操作后处理		8	（1）用物处理恰当，擦净皮肤	3	2	1	
			（2）心电记录信息全面、正确	3	2	1	
			（3）感谢患者配合	2	1	0	
总评		10	动作轻稳、正确、爱伤观念强	7	5	3	
			操作时间 < 10min	3	2	1	
总分		100					

项目三　末梢血糖监测

末梢血糖监测可以判断和掌握糖尿病患者的病情控制程度，预防、发现、治疗各种急、慢性并发症，调整治疗方案，以使病情获得最佳控制具有重要的意义。所有糖尿病患者均适用末梢血糖自我监测，尤其适用于胰岛素治疗的患者。

● 案例 4-3

患者，男，52 岁。患 2 型糖尿病 3 年，长期服用降糖药物治疗，为判断治疗效果，今晨来社区门诊复诊，患者空腹，自己未测血糖。医嘱：监测末梢血糖。

讨论：

1. 为什么该患者需要进行末梢血糖监测？

2. 该患者的末梢血糖监测应该多长时间一次？

【目的】

通过监测末梢血糖，了解患者血糖变化，判定患者病情控制程度，为调整治疗方案提供依据。

【操作流程】

操作前准备	1. 查对　两名护士核对医嘱单、执行单，签名
	2. 评估患者
	（1）患者病情、意识状态、心理状态、自理能力及合作程度
	（2）采血部位皮肤情况
	（3）患者服用降糖药情况
	（4）对末梢血糖监测方法的掌握程度
	3. 护士准备　洗手，戴口罩
	4. 用物准备　治疗盘、弯盘、皮肤消毒液、棉签、清洁手套、血糖仪、血糖试纸、采血笔、采血针、记录单、笔、手消毒液
	5. 环境准备　操作环境整洁、安静、光线充足
操作流程	1. 核对解释　核对患者信息，确认患者空腹，协助患者取舒适卧位，向患者解释操作目的及配合要点，取得配合
	2. 开机　打开血糖仪、查看试纸代码，将试纸插入血糖仪
	3. 调校代码　调校血糖仪中的试纸代码与试纸一致
	4. 消毒待干　护士戴手套，选取采血部位，消毒采血部位皮肤，待干
	5. 采血　将采血针头安装在采血笔上，用采血笔采血，将血滴滴入血糖试纸检测区
	6. 读取结果　5s 后读取血糖值
操作后整理	1. 采血后，用无菌棉签按压采血部位至不出血，安置患者卧位舒适
	2. 用过的采血针置于利器盒，试纸、棉签、手套放于医疗垃圾废物盒
	3. 洗手、记录，告知患者监测结果

【实训评价】

1. 清醒患者理解监测尿糖的目的，能主动配合，过程顺利。

2. 护士操作熟练、规范，沟通有效，爱伤观念强。

【注意事项】

1. 根据要求严格掌握采血时间，如空腹、餐后 1h、餐后 2h 等。

2. 确保试纸代码和血糖仪一致，并在有效期内。

【实训作业】

1. 找出血糖监测的关键点。

2. 分析自己操作成功或失败的原因。

【操作评分】

项目		分值	评分观测点	评分级别			得分
				I	II	III	
操作前准备	评估	5	（1）评估患者项目齐全，方法规范	3	2	1	
			（2）礼貌称呼，沟通有效	2	1	0	
	护士准备	6	衣帽整洁，举止端庄，语言恰当	6	5	4	
	用物准备	6	用物齐全、正确	6	4	3	
	环境准备	3	环境清洁、宽敞、光线充足	3	2	1	
操作过程	核对解释	10	（1）核对方法正确、规范	5	3	1	
			（2）解释全面、有效，嘱配合方法	5	3	1	
	调校代码	10	（1）开机方法正确	5	4	3	
			（2）试纸代码与试纸一致	5	4	3	
	消毒待干	15	（1）消毒方法正确	9	7	5	
			（2）待干时间合适	6	5	4	
	采血	17	（1）采血针头安装正确	5	4	3	
			（2）采血方法正确	6	5	4	
			（3）滴入血糖试纸检测区血量合适	6	5	4	
	读取结果	10	（1）监测时间正确	5	4	3	
			（2）读取结果准确	5	4	3	
	操作后处理	8	（1）用物处理恰当	3	2	1	
			（2）记录正确	3	2	1	
			（3）感谢患者配合	2	1	0	
	总评	10	动作轻稳、正确、爱伤观念强	7	5	3	
			操作时间 < 10min	3	2	1	
	总分	100					

模块五 妇产科护理核心技术

项目一 骨盆外测量

骨盆外测量可以反映骨盆的大小和形状，以此判断头盆是否相称，从而决定胎儿能否经阴道分娩。

● 案例 5-1 ---

患者张某，女，28岁。妊娠32周，为了解骨盆情况、判断能否经阴道分娩，需要对其进行骨盆外测量。

讨论：

1.骨盆外测量各径线都在正常范围内，是否一定能够经阴道分娩？

2.骨盆外测量各径线分别反映骨盆哪个平面的大小？

【目的】

能够间接评估骨盆大小和形状，判断胎儿能否经阴道分娩。

【操作流程】

操作前准备	1. 评估　孕妇的孕产期，诊断和配合情况
	2. 护士准备　衣帽整洁，修剪指甲
	3. 用物准备　治疗车，骨盆外测量器，速干手消毒剂
	4. 环境准备　温度光线适宜，用围帘或屏风遮挡，保护孕妇的隐私
操作流程	1. 安置体位　嘱孕妇排尿后仰卧于检查床上，露出腹部
	2. 检查者站位　检查者位于孕妇右侧进行检查
	3. 测量　用骨盆外测量器测量以下径线
	（1）髂棘间径：孕妇取伸腿仰卧位，测量两髂前上棘外缘的距离，正常值为 23～26cm（图 5-1-1 B、5-1-1 D）
	（2）髂嵴间径：孕妇取伸腿仰卧位，测量两髂嵴外缘最宽的距离，正常值为 25～28cm（图 5-1-1 A、5-1-1 D）
	（3）骶耻外径：孕妇取左侧卧位，左腿屈曲，右腿伸直，测量第 5 腰椎棘突下至耻骨联合上缘中点的距离，正常值 18～20cm（图 5-1-1 C）
	（4）坐骨结节间径：孕妇取仰卧位，双腿屈曲，双手抱膝，测量两坐骨结节内侧缘的距离，正常值为 8.5～9.5cm（图 5-1-1 E）
	（5）耻骨弓角度：孕妇取仰卧位，双腿屈曲，双手抱膝，检查者将两拇指指尖对拢放于耻骨联合下缘，左右拇指平放在耻骨降支上面，测量两拇指之间的角度，正常值为 90°，小于 80°为异常（图 5-1-1 E）
	以上径线中，髂棘间径、髂嵴间径和骶耻外径反映骨盆入口平面的大小，坐骨结节间径和耻骨弓角度反映骨盆出口平面的大小

续表

操作后整理	1.整理床单位及用物
	2.交代注意事项
	3.洗手，记录

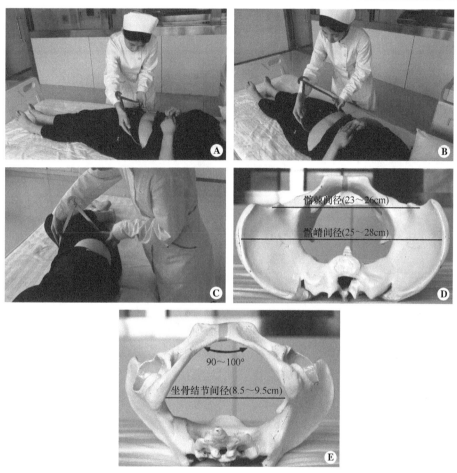

图 5-1-1　骨盆外测量

【实训评价】

1.操作熟练、规范。

2.沟通顺畅、有效。

【注意事项】

1.注意人文关怀，与孕妇沟通清楚，解释操作目的，取得合作。

2.动作轻柔熟练，注意保暖和遮挡孕妇。

3.测量数据要准确并详细记录。

【实训作业】

1.写出骨盆外测量时的孕妇体位和各径线的正常值。

2.分析自己操作成功或失败的原因。

【操作评分】

项目		分值	评分观测点	评分级别			得分
				I	II	III	
操作前准备	评估	5	（1）评估患者项目齐全，方法规范	3	2	1	
			（2）礼貌称呼，沟通有效	2	1	0	
	护士准备	6	衣帽整洁，举止端庄，语言合适	6	5	4	
	用物准备	2	用物齐全、正确	2	1	0	
	环境准备	2	温度和光线适宜，保护患者隐私	2	1	0	
操作过程	核对解释	4	（1）核对方法正确、规范	2	1	0	
			（2）解释全面、有效，嘱配合方法	2	1	0	
	测量髂棘间径	12	（1）安置患者体位正确	5	4	3	
			（2）测量方法和结果准确	7	5	3	
	测量髂嵴间径	12	（1）安置患者体位正确	5	4	3	
			（2）测量方法和结果准确	7	5	3	
	测量骶耻外径	12	（1）安置患者体位正确	5	4	3	
			（2）测量方法和结果准确	7	5	3	
	测量坐骨结节间径	13	（1）安置患者体位正确	4	3	2	
			（2）第五腰椎定位正确	4	2	1	
			（3）测量方法和结果准确	5	3	2	
	测量耻骨弓角度	10	（1）安置患者体位正确	5	4	3	
			（2）测量方法和结果准确	5	4	3	
	整理记录	4	（1）安置患者卧位舒服	2	1	0	
			（2）记录方法正确，数值准确	2	1	0	
	操作后处理	8	（1）用物处理恰当	3	2	1	
			（2）记录正确	3	2	1	
			（3）感谢患者配合	2	1	0	
	总评	10	沟通流畅，操作规范，患者舒适	7	5	3	
			操作时间＜10min	3	2	1	
	总分	100					

项目二　阴道冲洗

阴道冲洗是妇产科临床护理工作中常用的护理技术。通过阴道冲洗，可使阴道和宫颈保持清洁，避免子宫切除过程中，阴道和盆腔相通时，细菌和病原体进入盆腔引起感染。

● 案例 5-2 ---

患者王某，女，46岁。B超检查发现子宫肌壁间肌瘤，需行全子宫切除术，现护士要对其进行术前准备，做阴道冲洗。

讨论：

1. 子宫切除术前阴道冲洗的目的是什么？

2. 阴道冲洗技术的注意事项是什么？

【目的】

清洁阴道，减少阴道分泌物，缓解局部充血，控制和治疗阴道炎和宫颈炎，用于妇科术前的常规阴道准备。

【操作流程】

操作前准备

1. 评估　患者病情，会阴部皮肤情况
2. 护士准备　修剪指甲、洗手、戴口罩（图 5-2-1）
3. 用物准备　治疗车、冲洗袋、窥阴器、输液架、便盆、温度计、一次性垫巾、一次性手套、无菌大棉球、无菌治疗碗、弯盘、卵圆钳、洗手液、冲洗液（0.025% 碘伏溶液、0.1% 苯扎溴铵溶液、2% ～ 4% 碳酸氢钠溶液、1% 乳酸溶液、4% 硼酸溶液、0.5% 醋酸溶液、1 ∶ 5000 高锰酸钾溶液、注射用生理盐水等，可根据患者病情进行选择）（图 5-2-2）
4. 环境准备　关闭门窗，温度、光线适宜，用围帘或屏风遮挡，保护患者隐私

操作流程

一、阴道冲洗前准备

1. 核对解释　对患者解释操作的方法、目的及可能的感受
2. 安置体位　嘱患者排空膀胱后取截石位，脱去一侧裤腿，臀下垫一次性垫巾，放置便盆
3. 配制溶液　医嘱配制冲洗液 500 ～ 1000ml，用温度计测量水温为 41 ～ 43℃

二、阴道冲洗

1. 冲洗袋高度　将冲洗袋挂至输液架上，其高度距离床沿 60 ～ 70cm，排净管内空气
2. 冲洗阴道　检查者戴手套，取窥阴器，用冲洗液冲洗外阴部，湿润窥阴器，将窥阴器放入阴道内，充分暴露宫颈，用冲洗液冲洗宫颈、阴道穹隆及阴道壁，边冲洗边转动窥阴器，确保阴道穹隆及侧壁均能冲洗干净（图 5-2-3、图 5-2-4）
3. 排出液体　当冲洗液剩余 100ml 时，关闭开关，取出冲洗头。轻轻下压窥阴器，使阴道内残留液体完全流出（图 5-2-5）
4. 冲洗外阴　取出窥阴器，用剩余冲洗液再次冲洗外阴部，用干棉球擦干外阴部（图 5-2-6）
5. 整理　撤出便盆和一次性垫巾，协助患者整理衣裤，恢复体位

操作后整理

1. 按医用垃圾分类处理用物
2. 洗手、记录

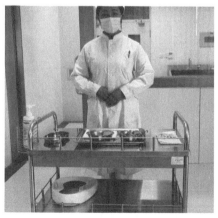
图 5-2-1　护士准备

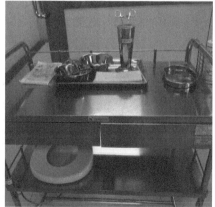
图 5-2-2　用物准备

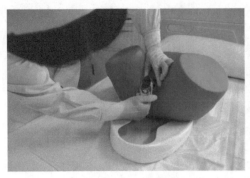
图 5-2-3　放置窥阴器

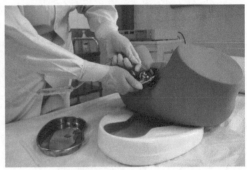
图 5-2-4　阴道冲洗

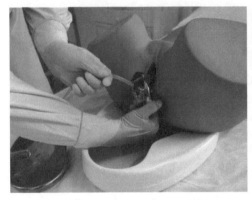
图 5-2-5　排出阴道内液体

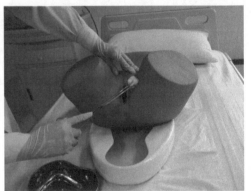
图 5-2-6　清洁外阴

【实训评价】

1. 操作熟练、规范，无黏膜损伤、出血等。

2. 患者理解阴道冲洗的目的，并能配合操作。

【注意事项】

1. 冲洗液的温度以 41～43℃为宜，温度过高容易烫伤阴道黏膜。

2. 冲洗溶液应根据不同的目的选择，滴虫性阴道炎选择酸性溶液，外阴阴道假丝酵母菌病选择碱性溶液，非特异性阴道炎选择一般消毒液或生理盐水，妇科术前常规阴道准备选择碘伏溶液、高锰酸钾溶液或苯扎溴铵溶液。

3. 冲洗袋高度不宜超过床沿 70cm，以免压力过大、水流过速，使溶液或阴道分泌物流入子宫腔，引起上行感染，或冲洗液与局部作用时间不足。

4. 月经期、产后 10d 内、人工流产后宫颈未闭合前、阴道出血，容易引起上行感染，一般不宜做阴道冲洗。产后 10d 或妇科手术 2 周后，若阴道分泌物混浊有臭味，阴道伤口愈合不良时，可做低位阴道冲洗，冲洗袋高度一般不超过床沿 30cm，以免污物进入子宫腔或损伤阴道残端伤口。

5. 阴道冲洗过程中动作轻柔，转动窥阴器时应放松窥阴器柄，避免损伤阴道壁及子宫颈。

6. 如需要阴道上药，冲洗完毕，擦干后放入。

7. 严格执行无菌操作，以防交叉感染。

8. 未婚妇女一般不做阴道冲洗，必要时用导尿管进行冲洗，不能使用窥阴器。

【实训作业】

1. 写出阴道冲洗操作的关键点。

2. 分析自己操作成功或失败的原因。

3. 写出阴道冲洗操作的注意事项。

【操作评分】

项目		分值	评分观测点	评分级别			得分
				Ⅰ	Ⅱ	Ⅲ	
操作前准备	评估	5	（1）评估患者项目齐全，方法规范	3	2	1	
			（2）礼貌称呼，沟通有效	2	1	0	
	护士准备	6	衣帽整洁，举止端庄，语言恰当	6	5	4	
	用物准备	2	用物齐全、正确	2	1	0	
	环境准备	3	环境温度和光线适宜	3	2	1	
操作过程	阴道冲洗前准备	20	（1）解释核对正确无误	6	5	4	
			（2）体位摆放正确，嘱配合方法	7	5	3	
			（3）阴道冲洗液体量和温度适宜	7	5	3	
	阴道冲洗	46	（1）冲洗袋悬挂高度正确	5	3	2	
			（2）放置窥阴器方法规范	8	6	4	
			（3）冲洗阴道方法正确	10	8	6	
			（4）排出阴道液体方法规范	7	5	3	
			（5）取出窥阴器方法规范	5	3	2	
			（6）冲洗外阴方法正确	6	5	4	
			（7）患者体位舒适	5	3	2	
	操作后处理	8	（1）用物处理恰当	3	2	1	
			（2）记录正确	3	2	1	
			（3）感谢患者配合	2	1	0	
	总评	10	动作轻柔、正确	7	5	3	
			操作时间＜10min	3	2	1	
	总分	100					

项目三　会阴擦洗

会阴擦洗是用消毒液对会阴部进行擦洗和消毒的技术，可预防会阴伤口或留置导尿管所致的生殖系统和泌尿系统的逆行感染，促进伤口愈合，使患者舒适。

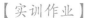 案例5-3

患者张某，女，26岁。行会阴侧切经阴道分娩术后一天，需对其会阴伤口周围进行常规消毒，做会阴擦洗。

讨论：

1. 想一想会阴擦洗顺序是什么？

2. 除了产后会阴部有伤口者做会阴擦洗，还有哪些患者适用会阴擦洗技术？

【目的】

保持患者会阴部清洁、舒适，预防感染，促进伤口愈合。

【操作流程】

操作前准备	1. 评估　患者会阴部情况，有无伤口或导尿管
	2. 护士准备　衣帽整洁、洗手、戴口罩（图5-3-1）
	3. 用物准备　治疗车、无菌持物钳和持物钳缸、消毒棉球缸、会阴擦洗包（弯盘1个、治疗碗2个、镊子3把）、无菌治疗巾、消毒会阴垫、洗手液（图5-3-2）
	4. 环境准备　温度、光线适宜，用围帘或屏风遮挡，保护患者隐私

操作流程	1. 核对解释　携用物至床边，核对患者信息并解释会阴擦洗的目的
	2. 放置棉球　打开会阴擦洗包，取出消毒棉球放入治疗碗中
	3. 安置体位，按压宫底　嘱患者排空膀胱，协助患者脱去一侧裤腿，取屈膝仰卧位，充分暴露外阴部。产后患者需按压子宫，了解宫底高度，观察恶露的颜色、性质、量，撤去原有会阴垫（图5-3-3）
	4. 擦洗方法　患者臀下垫治疗巾，将治疗碗和弯盘放在治疗巾上。用一把镊子夹取治疗碗中消毒棉球，用另一把镊子夹持棉球进行擦洗
	5. 擦洗顺序　一般擦洗2遍，第1遍擦洗自上而下、由外向内，初步擦净会阴部的污垢、分泌物和血迹，顺序为阴阜、对侧大腿内侧上1/3、近侧大腿内侧上1/3、对侧大小阴唇、近侧大小阴唇、会阴及肛门周围。取另一把镊子进行第2遍擦洗，以伤口为中心由内向外，防止伤口、尿道口和阴道口污染，顺序为伤口、对侧大小阴唇、近侧大小阴唇、阴阜、对侧大腿内侧上1/3、近侧大腿内侧上1/3、会阴及肛门周围。每只消毒棉球仅擦洗一个部位（图5-3-4）
	6. 整理　撤去用物，更换消毒会阴垫，协助患者穿上衣裤，恢复体位

操作后整理	1. 按医用垃圾分类处理用物
	2. 洗手、记录

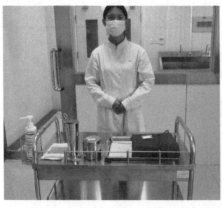

图 5-3-1　护士准备

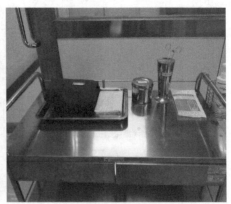

图 5-3-2　用物准备

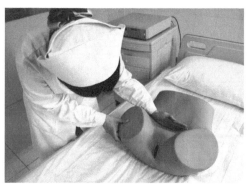
图 5-3-3 按压宫底

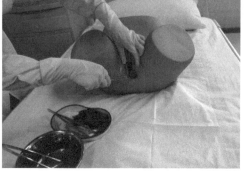
图 5-3-4 会阴擦洗

【实训评价】

1.操作熟练、规范。

2.整个操作过程沟通有效，爱伤观念强，保护患者隐私。

【注意事项】

1.天冷时注意保暖，擦洗时动作轻柔，注意保护患者隐私。

2.擦洗时严格按照擦洗顺序进行，擦过肛门的棉球和镊子均不能再用。

3.凡是有血迹的地方都要擦洗干净。

4.观察会阴伤口情况，若水肿者可用 50% 硫酸镁溶液湿热敷或 95% 乙醇溶液湿敷。

5.对留置导尿的患者，应注意观察导尿管是否通畅，避免脱落或打结。

【实训作业】

1.写出会阴擦洗的顺序。

2.分析自己操作成功或失败的原因。

3.写出会阴擦洗的注意事项。

【操作评分】

项目		分值	评分观测点	评分级别			得分
				I	II	III	
操作前准备	评估	5	（1）评估患者项目齐全，方法规范	3	2	1	
			（2）礼貌称呼，沟通有效	2	1	0	
	护士准备	6	衣帽整洁，举止端庄，语言恰当	6	5	4	
	用物准备	2	用物齐全、正确	2	1	0	
	环境准备	3	温度、光线适宜，遮挡有效	3	2	1	
操作过程	核对解释	6	（1）核对方法正确、规范	3	2	1	
			（2）解释全面、有效，嘱配合方法	3	2	1	
	擦洗前准备	20	（1）消毒棉球放置方法正确	7	6	5	
			（2）患者体位摆放正确	5	4	3	
			（3）按压子宫方法正确，观察内容无误	8	7	6	
	会阴擦洗	40	（1）擦洗方法规范	8	6	4	
			（2）第1遍擦洗顺序正确无误	10	8	6	
			（3）第2遍擦洗更换镊子	8	6	4	
			（4）第2遍擦洗顺序正确无误	10	8	6	
			（5）患者体位舒适，询问感受，嘱注意事项	4	3	2	

续表

项目	分值	评分观测点	评分级别			得分
			I	II	III	
操作后处理	8	（1）用物处理恰当	3	2	1	
		（2）记录正确	3	2	1	
		（3）感谢患者配合	2	1	0	
总评	10	动作轻稳、正确	7	5	3	
		操作时间＜10min	3	2	1	
总分	100					

模块六　儿科护理核心技术

项目一　小儿身高（长）、体重的测量

身高（长）是指从头顶到足底的全身长度。3岁以下小儿采用仰卧位测量，称为身长。3岁以后小儿采用立位测量，称为身高。身高（长）是反映平静发育的重要指标。体重为身体各器官、组织和体液的总重量。体重是评价小儿体格生长和营养状况的重要指标，也是临床计算药量、静脉输液量的重要依据。

● 案例6-1 --

患儿王某，男，3岁。急性肾小球肾炎入院，评估患儿身高、体重情况。

讨论：

1.测身高体重用物准备有哪些？

2.测量中应注意什么？

【目的】

1.评价患儿体格发育和营养状况。

2.为计算患儿所需热量、补液量和临床用药提供依据。

3.协助疾病诊断。

【操作流程】

操作前准备	1.评估　小儿年龄及一般情况、配合程度，了解父母身高、健康状况和喂养情况
	2.护士准备　衣帽整洁，修剪指甲，洗手
	3.用物准备　婴儿磅秤、体重计、身长测量仪、清洁衣服、清洁包布、尿布、记录本、包被、消毒液、坐高计、布尺
	4.环境准备　调节室温26～28℃，安静、清洁、光线适宜
操作流程	一、核对检查
	1.核对　检查体重计、坐高计是否完好无损、功能正常，消毒液是否在有效期内
	2.校正　校正体重计指针为零
	二、体重测量
	1.铺垫单　盘式秤内铺好一次性垫单
	2.放置婴儿　放置好婴儿，校零（图6-1-1）
	3.读数　精确读数至10g

操作流程	4. 杠杆秤测体重　儿童用杠杆秤测量，小儿站在板中央，精确读数至 50g 三、身高（长）测量 1. 3 岁以下婴儿用量板卧位测量身长（图 6-1-2） （1）放置婴儿：小儿仰卧，助手将头固定，头顶接触头板 （2）固定婴儿：测量者固定小儿膝部，使两下肢伸直紧贴底板，移动足板紧贴足底，读量板两侧数字 （3）读数：精确读数至 0.1cm 2. 3 岁以上小儿将布尺钉在墙上测量身长 （1）小儿站姿：小儿直立，背靠墙壁，两足后跟、臀及两肩均接触到墙，足跟靠拢，足尖分开 （2）眼平视：两眼平视，两侧耳郭上缘与眼眶下缘的连线构成水平面 （3）读数：精确读数至 0.1cm 四、坐高测量 1. 3 岁以下小儿用量床测坐高（图 6-1-3） （1）测量坐高：小儿平卧于量板上，测量者提起小儿小腿使膝关节屈曲，大腿与底板垂直，骶骨紧贴底边，移动足板紧压臀部，读床两侧刻度 （2）读数：精确读数至 0.1cm 2. 3 岁以上小儿坐在坐高计凳上测坐高（图 6-1-4） （1）小儿坐于量器上：身体先前倾，使骶部紧靠量板，再挺身坐直，大腿靠拢紧贴凳面与躯干成直角 （2）拉滑杆：膝关节屈曲成直角，两脚平放，移下头板，使之与头顶接触，读数 （3）读数：精确读数至 0.1cm
操作后整理	1. 整理用物　协助小儿离开，穿好衣物。体重秤归零，还原量杆，整理用物 2. 洗手记录　正确记录测量值

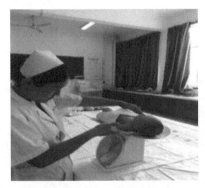
图 6-1-1　婴儿测体重

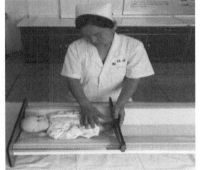
图 6-1-2　3 岁以下婴儿测身长

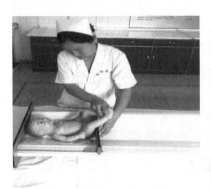
图 6-1-3　3 岁以下小儿测坐高

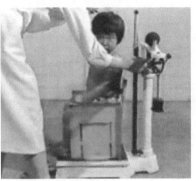
图 6-1-4　3 岁以上小儿测坐高

【实训评价】

1.态度严谨，程序正确，动作规范，操作熟练。

2.护患沟通有效，解释符合临床实际。

3.操作过程体现人文关怀。

【注意事项】

1.注意保暖、安全和准确。

2.测量体重宜选择喂奶前或饭前、便后进行。做到定时间、定磅秤，所测数值与前次差异较大时，应重新测量核对。

3.测量身长时患儿应头正、腰平、腿直，不要挤压头部。推动滑板时动作应轻快，并准确读数。

【实训作业】

1.简述身高（长）、体重的测量法。

2.测量小儿身高（长）、体重有何临床意义？

【操作评分】

项目		分值	评分观测点	评分级别			得分
				Ⅰ	Ⅱ	Ⅲ	
操作前准备	评估	5	（1）评估患者项目齐全，方法规范	3	2	1	
			（2）礼貌称呼，沟通有效	2	1	0	
	护士准备	6	衣帽整洁，修剪指甲，洗手	6	5	4	
	用物准备	2	用物齐全、正确	2	1	0	
	环境准备	3	调节室温 26～28℃，安静、清洁、光线适宜	3	2	1	
操作过程	核对检查	12	（1）检查体重计、软尺、坐高计是否完好无损	6	5	4	
			（2）校正体重计，使指针归零	6	5	4	
	体重测量	18	（1）婴儿放置正确	6	5	4	
			（2）儿童用杠杆秤测量正确	6	5	4	
			（3）读数正确	6	5	4	
	身长（高）测量	25	（1）3岁以下婴儿用量板卧位测量身长正确	10	8	6	
			（2）3岁以上小儿将布尺钉在墙上测量身长正确	10	8	6	
			（3）测量准确	5	5	5	
	坐高测量	10	（1）3岁以下小儿用量床测坐高方法正确	4	3	2	
			（2）3岁以上小儿坐在坐高计凳上测坐高方法正确	4	3	2	
			（3）测量数值准确	2	1	0	
	操作后处理	9	用物处理恰当	9	7	5	
	总评	10	动作轻巧、稳重、准确、安全	7	5	3	
			操作时间＜5min	3	2	1	
	总分	100					

项目二　小儿尿布更换

婴儿臀部皮肤娇嫩，易受到尿渍、粪渍的侵害，若婴儿大小便后不及时更换尿布或清洗臀部，会导致尿布性皮炎，严重者会出现皮肤糜烂。

● 案例6-2 --

患儿刘某，女，足月产，2d龄，人工喂养。婴儿母亲正在输液治疗，照料孩子不便。请及时巡视，为孩子更换尿布。

讨论：

1. 请问换尿布需准备的用物有哪些？

2. 简述更换尿布的注意事项。

【目的】

保持皮肤清洁、干燥、舒适，预防皮肤破损和臀红。

【操作流程】

操作前准备	1. 评估　了解小儿诊断，观察臀部皮肤情况
	2. 护士准备　着装整齐、仪表大方、修剪指甲、规范洗手、戴口罩
	3. 用物准备　婴儿磅秤、身长测量仪、清洁衣服、清洁包布、尿布、盆及温水、软毛巾、记录本、消毒植物油、棉签
	4. 环境准备　安静、舒适、清洁，温度22～24℃，湿度55%～65%，避免对流风
操作流程	1. 核对　核对、解释，携用物至床旁
	2. 解开污尿布　放下床栏，掀开盖被下端，解开尿布带，一手握住小儿双足脚踝并轻轻提起，暴露出臀部，另一手将污湿尿布上端两角洁净处由前向后轻拭会阴及臀部，并用其盖上污湿部分垫于臀下（图6-2-1）
	3. 洗臀部　用温水洗净会阴及臀部，再用软毛巾轻轻拭干
	4. 去污尿布　用一只手握小儿双足脚踝并轻轻提起，抬高腰骶部，另一只手取下污湿尿布并向内卷折（图6-2-2）
	5. 垫干净尿布　将清洁尿布一端垫于小儿腰下，用消毒的植物油涂于臀部；放下双脚，尿布的另一端折到腰部，脐带未脱落者，应暴露脐带（图6-2-3）
	6. 恰当固定　系好尿布带，松紧合适，以能伸入1指为宜（图6-2-4）
	7. 观察病情变化
	8. 整理小儿　拉平小儿衣服，盖好被子，整理床单位
	9. 观察　打开污尿布，观察大便性质（必要时留取标本送检）后放入尿布桶内
	10. 洗手记录　洗手，记录大便的颜色、性质、量
操作后整理	按医用垃圾分类处理用物

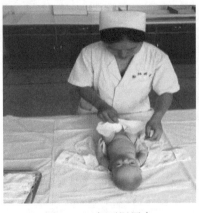

图6-2-1　解开污尿布

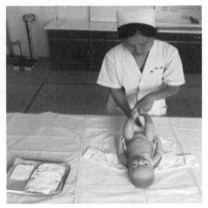

图6-2-2　去污尿布

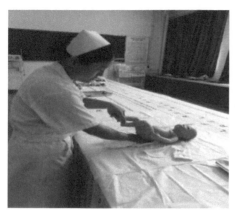

图 6-2-3 垫干净尿布

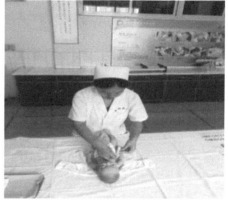

图 6-2-4 恰当固定

【实训评价】

1. 程序正确，动作规范，操作熟练。

2. 态度和蔼可亲、语言恰当、沟通有效。

3. 操作过程体现人文关怀。

【注意事项】

1. 选用尿布的标准为质地柔软、透气性好、吸水性强的棉织品。

2. 更换尿布时避免暴露婴儿上半身，动作应轻快。

3. 包布应松紧合适，防止过紧而影响婴儿的活动或过松造成大便外溢。

4. 如有尿布皮炎，清洗患儿臀部后，暴露尿布皮炎部位，进行阳光照射或红外线照射。

【实训作业】

1. 更换尿布时，发现有尿布疹应如何处理？

2. 更换尿布的正确方法是什么？

【操作评分】

| | 项目 | 分值 | 评分观测点 | 评分级别 | | | 得分 |
				I	II	III	
操作前准备	评估	3	评估小儿内容齐全，方法正确	3	2	1	
	护士准备	2	衣帽整洁，修剪指甲，规范洗手，戴口罩	2	1	0	
	用物准备	2	用物齐全、正确	2	1	0	
	环境准备	3	安静，清洁，温度 22～24℃，避免对流风	3	2	1	
操作过程	解尿布带	15	解尿布方法正确	15	12	9	
	洗会阴及臀部	15	方法正确	15	10	6	
	取下污湿尿布	15	（1）撤下污湿尿布方法正确，效果良好	10	8	6	
			（2）整个过程用时适当	5	3	1	
	更换清洁尿布	15	（1）植物油涂臀部手法正确	8	7	6	
			（2）更换清洁尿布手法正确	7	6	5	
	系尿布带	10	系带方法正确	10	8	6	
操作后处理		10	用物处理恰当	10	8	6	
	总评	10	动作轻巧、稳重、准确、安全	7	5	3	
			操作时间＜8min	3	2	1	
	总分	100					

项目三　新生儿沐浴

新生儿沐浴可以清除新生儿身上的污垢，保持皮肤清洁，防止堵塞皮脂腺和汗腺的开口，保持其正常功能。

● 案例6-3 --

产妇王某，于昨日17：00顺利娩出一足月男婴，出生时Apgar评分为10分。今晨查房，母儿一般情况良好，请你按照护理程序对新生儿进行沐浴，并做好对产妇的健康教育。

讨论：

1.沐浴需准备哪些用物？

2.沐浴时需要注意什么？

【目的】

1.清洁卫生，促进血液循环，加速新陈代谢。

2.增进食欲，促进生长发育，增强抵抗力。

【操作流程】

操作前准备	1. 评估　评估新生儿出生情况和目前状况，皮肤是否红润、干燥，有无发绀、斑点、皮疹、黄疸等
	2. 护士准备　护士洗手，戴口罩、系围裙
	3. 用物准备
	（1）调节水温38～42℃
	（2）调整沐浴装置，摆放沐浴垫
	（3）查看尿布，测试水温，温热沐浴垫
	（4）沐浴液、浴巾、棉签、75%乙醇溶液、无菌纱布、胶带、润肤露
	4. 环境准备　调节室温26～28℃，安静、整洁、光线适宜
操作流程	一、面部擦洗
	用小毛巾擦洗眼，自内眦向外眦，再洗面（图6-3-1～图6-3-3）
	二、头部洗浴
	抱起新生儿，用左臂和腋下夹住小儿身体，左手托小儿头颈部，左拇指与中指将其双侧耳郭向前折以堵住外耳道口，防止水流进耳内，右手蘸小儿沐浴露清洗头、颈、耳后，然后用清水冲洗净泡沫，用毛巾擦干水分（图6-3-4）
	三、身体洗浴
	左手托住小儿头颈部，右手托住双足，稳放于沐浴垫上，按照顺序进行身体洗浴：颈部→对侧上肢→近侧上肢→胸腹部→会阴区→对侧下肢→近侧下肢→背部→臀部（图6-3-5）
	四、沐浴后护理
	1. 浴巾包裹　洗毕，将新生儿抱回沐浴准备台上，迅速用浴巾包裹并吸干全身的水渍
	2. 棉签擦拭　用棉签擦拭外鼻孔（图6-3-6）及外耳道（图6-3-7）
	3. 脐部护理　用无菌棉签蘸取75%乙醇溶液，由脐部中央向外环形擦拭，消毒脐部2遍（图6-3-8），更换脐部敷料
	4. 更换衣服尿布　检查新生儿全身皮肤，必要时涂润肤露，更换衣服、尿布
	5. 核对　检查指甲，核对腕带字迹是否清晰
	6. 裹包被　包裹好新生儿，送回新生儿母婴室（图6-3-9）
	7. 核对，健康教育
操作后整理	1. 整理衣物，用消毒液擦拭沐浴台及沐浴池
	2. 洗手、记录，注明新生儿姓名、性别、年龄、时间、病区、床号等

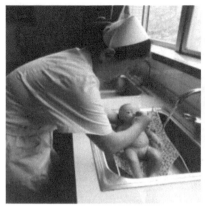

图 6-3-1 眼部擦洗

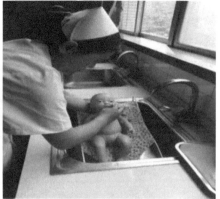

图 6-3-2 脸部擦洗

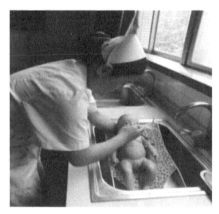

图 6-3-3 鼻部擦洗

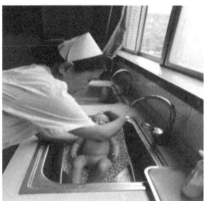

图 6-3-4 头部擦洗

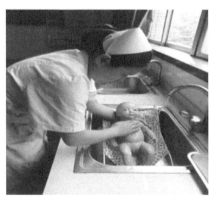

图 6-3-5 身体洗浴

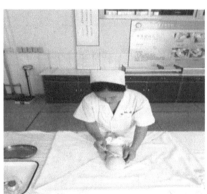

图 6-3-6 擦拭鼻部

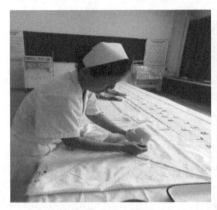

图 6-3-7　擦拭外耳道

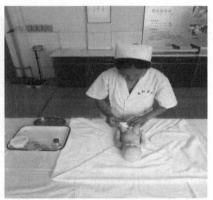

图 6-3-8　脐部护理

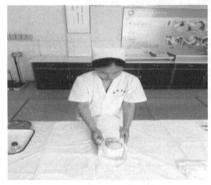

图 6-3-9　裹包被

【实训评价】

1. 动作规范、轻柔。

2. 新生儿安全保护措施得当。

3. 操作过程体现人文关怀。

【注意事项】

1. 体现以患儿为中心，注意保暖。

2. 顺序正确，操作正确。

3. 加强安全防护，防止损伤。

4. 操作时动作轻稳，注意保暖，防止暴露，防止受凉。

5. 冲洗头颈时需用手掩盖新生儿，防止浴水进入耳、鼻、眼、口腔内。

6. 注意洗净皮肤皱褶处，尤其男婴的阴囊。脐带未脱落时，注意勿弄湿脐带敷料。

【实训作业】

1. 新生儿沐浴的目的有哪些?

2. 新生儿沐浴时发现新生儿呛咳应如何处理?

【操作评分】

项目		分值	评分观测点	评分级别			得分
				I	II	III	
操作前准备	评估	5	评估新生儿内容齐全、方法正确	5	3	1	
	护士准备	6	护士洗手，戴口罩、系围裙方法正确	6	5	4	
	用物准备	2	用物齐全、摆放有序	2	1	0	
	环境准备	3	调节室温 26～28℃，安静、整洁、光线适宜	3	2	1	
操作过程	面部擦洗	10	面部擦洗方法正确	10	8	6	
	头部洗浴	10	方法正确，液量合适	10	8	6	
	身体洗浴	20	擦洗顺序方法正确，效果良好	20	15	10	
	沐浴后护理	26	1. 洗毕，浴巾包裹正确	4	3	2	
			2. 外鼻孔及外耳道擦拭正确	4	3	2	
			3. 脐部护理正确	6	5	4	
			4. 更换衣服尿布方法正确	8	6	4	
			5. 核对无误	4	3	2	

项目	分值	评分观测点	评分级别			得分
			Ⅰ	Ⅱ	Ⅲ	
操作后处理	8	用物处理恰当，婴儿体位正确	4	3	2	
		消毒措施正确	4	3	2	
总评	10	动作轻巧、稳重、准确、安全	7	5	3	
		操作时间＜3min	3	2	1	
总分	100					

项目四　新生儿抚触

新生儿抚触是通过对新生儿皮肤感官的温和刺激，使迷走神经兴奋，机体应激反应减弱，免疫应答增强。抚触能改善新生儿睡眠，促进新生儿的体格发育和智能发育。通过对新生儿的亲密接触，帮助父母与孩子发展温暖而又亲切的亲子关系。

● 案例 6-4

患儿魏某，男，足月儿，28d。一般情况良好，请按照护理程序对新生儿进行抚触。

讨论：

1. 新生儿抚触应准备哪些用物？

2. 新生儿抚触的注意事项有哪些？

【目的】

1. 促进血液循环，加速新陈代谢。

2. 促进视、听、嗅、触等感官的发育和智力发育。

3. 增进食欲，促进生长发育，增强抵抗力。

【操作流程】

操作前准备

1. 评估　新生儿健康状况及家属的认知态度

2. 护士准备

（1）核对新生儿信息、向家长解释

（2）着装整洁，洗手、戴口罩

3. 用物准备　新生儿润肤油、新生儿衣裤1套、浴巾1条、小毛毯1条、毛巾1条、尿布1块、病历夹、丹尼尔消毒液1瓶

4. 环境准备

（1）安静、舒适，光线充足、关闭门窗

（2）室温26～28℃

（3）湿度50%～60%

操作流程

一、头面部抚触

1. 取润肤油　取适量婴儿润肤油，摩擦温暖双手

2. 前额抚触　新生儿取仰卧位，双手拇指从新生儿的前额中央沿眉骨向外推压至发际（图6-4-1），重复4～8次

3. 面部抚触　双手拇指从下颌中央向外、向上方推压，止于耳前，画出一个微笑状（图6-4-2）

4. 头部抚触　一手托住头，另一只手的指腹从前额发际向上、后滑动至后下发际，停止于耳后乳突处，轻轻按压、避开囟门（图6-4-3）

5. 同样方法抚触另一侧

操作流程	二、胸部抚触（图6-4-4） 左右手从两侧肋缘交替向上滑行至新生儿对侧肩部，在新生儿胸部画出一个"X"形大交叉，避开乳头部位 三、腹部抚触（图6-4-5） 1 双手交替，按顺时针方向抚触腹部 2. 右上腹至右下腹，画出字母"I" 3. 右上腹至左下腹，画出字母"L" 4. 右下腹→上腹→左下腹抚触，画出倒写的字母"U" 第2～4步骤可做"I LOVE YOU"的亲情体验。在做上述动作时可用关爱的语言说"我爱你"，以传递爱和关怀 四、上肢抚触 1. 手臂抚触　两手交替，从上臂至腕部轻轻挤捏婴儿的手臂 2. 双手夹着手臂，上下轻轻搓滚肌肉群至手腕（图6-4-6） 3. 手掌抚触　手臂伸展，从近端至远端抚触手掌（图6-4-7） 4. 手部抚触　逐次牵拉婴儿手指各关节（图6-4-8） 5. 同法抚触另一侧上肢 五、下肢抚触 1. 腿部抚触　双手交替握住婴儿一侧下肢从近端到远端轻轻挤捏 2. 双手夹着下肢，上下轻轻搓滚肌肉群至脚踝、用力适当（图6-4-9） 3. 脚掌抚触　从近端到远端抚触脚掌，逐次牵拉婴儿脚趾各关节（图6-4-10） 4. 同法抚触另一侧下肢 六、背部、臀部抚触 1. 取俯卧位　将新生儿取俯卧位，头偏向一侧 2. 背部抚触　以脊椎为中分线，双手分别在脊椎两侧滑动抚触，从肩部向下至骶部、用力适当（图6-4-11） 3. 臀部抚触　双手在两侧臀部做环形抚触 4. 用手掌从头部向下抚摸至臀部
操作后整理	1. 更换衣服、尿布，裹好小毛毯 2. 送至家长处 3. 核对，健康教育 4. 整理用物 5. 洗手、记录

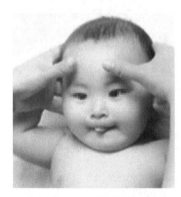　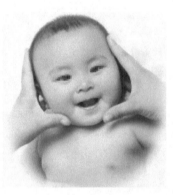　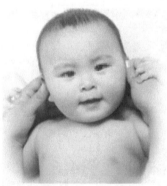

图6-4-1　额部抚触　　　　图6-4-2　下颌抚触　　　　图6-4-3　耳部抚触

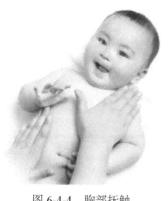

图 6-4-4　胸部抚触

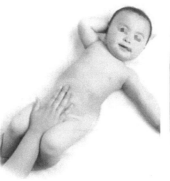

图 6-4-5　腹部抚触

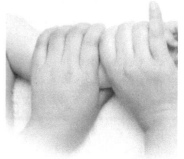

图 6-4-6　上肢抚触

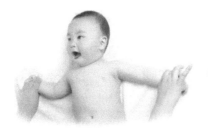

图 6-4-7　手掌抚触

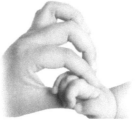

图 6-4-8　手部抚触

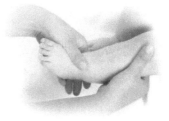

图 6-4-9　下肢抚触

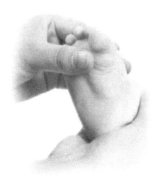

图 6-4-10　脚掌抚触

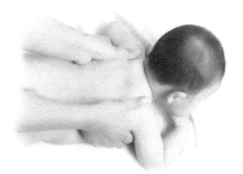

图 6-4-11　背部抚触

【实训评价】

1. 操作流程完整、规范、熟练。

2. 动作轻柔。

3. 新生儿安全保护措施得当。

4. 操作过程与新生儿进行情感交流。

【注意事项】

1. 室温适宜，注意保暖，防止受凉；因新生儿润肤油光滑，抚触后应小心抱新生儿，防止滑脱。

2. 操作者可采用坐姿（操作者双腿前伸，新生儿位于操作者两腿之间，面向操作者）、跪姿（操作者面向新生儿，双膝跪于垫子边缘，臀部和新生儿腿加软垫）、盘膝坐姿（操作者双腿盘曲而坐，将新生儿放在自己正前方）及站立姿势（最常用）。

3. 按摩手法轻重适宜，按摩时密切观察新生儿状况。

4. 不宜在刚哺乳后或婴儿饥饿的情况下进行抚触，以免新生儿不适或不安，每次抚触不一定要做全套动作，可按需进行婴儿各部位的抚触。

5. 在进行抚触的同时与新生儿进行交流，增强新生儿对操作者行为的配合。

6. 全身抚触后新生儿肌肉已完全放松，此时可协助其活动各关节，伸展新生儿的四肢。

7. 如新生儿发热，在原因未明之前暂不进行抚触。

【实训作业】

1. 对新生儿抚触有什么作用？

2. 简述新生儿抚触的目的。

【操作评分】

项目		分值	评分观测点	评分级别			得分
				I	II	III	
操作前准备	评估	3	新生儿健康状况及家属的认知态度	3	2	1	
	护士准备	4	衣帽整洁，举止端庄，洗手规范	4	3	2	
	用物准备	2	用物齐全、正确	2	1	0	
	环境准备	3	安静、舒适，光线充足，室温 26～28℃	3	2	1	
操作过程	头面部抚触	12	头面部抚触顺序及手法正确	12	10	8	
	胸部	8	胸部抚触方法正确，避开乳头部位	8	7	6	
	腹部	14	（1）双手交替，顺时针方向抚触腹部，右上腹至右下腹，右上腹至左下腹，右下腹→上腹→左下腹抚触方法正确	12	10	8	
			（2）整个过程用时适当	2	1	0	
	上肢	14	（1）挤捏婴儿手臂方法正确	7	6	5	
			（2）牵拉婴儿手指各关节用力适当	7	6	5	
	下肢	14	（1）挤捏婴儿下肢方法正确	7	6	5	
			（2）牵拉婴儿脚趾各关节用力适当	7	6	5	
	背部、臀部	8	（1）脊椎两侧滑动抚触用力适当	4	3	2	
			（2）环形抚触手法适当	4	3	2	
操作后处理		8	用物处理恰当	8	6	4	
总评		10	动作轻巧、稳重、准确、安全	7	5	3	
			操作时间＜20min	3	2	1	
总分		100					

项目五　婴儿口服喂药

合理的药物治疗是防治疾病的重要措施之一。合理用药可以获得较好的防治效果，有利于健康。给小儿用药时，了解药物的性能及作用原理、适应证与禁忌证，从而选择适当的药物、剂型、剂量、给药途径及给药间歇，才能真正做到合理用药。

● 案例6-5 ---

患儿刘某，男，1岁。感冒发热38.9℃，需为患儿喂复方锌布颗粒剂，请给患儿喂药。

讨论：

1. 婴儿口服喂药应准备什么用物？

2. 喂药中出现呛咳如何处理？

- -

【目的】

药物经胃肠黏膜吸收而产生疗效，以减轻症状，治疗疾病，维持正常生理功能，协助诊断，预防疾病。

【操作流程】

操作前准备	1. 评估　了解病情，患儿的意识状态，吞咽能力、合作程度；口腔黏膜情况及药物过敏史
	2. 护士准备　衣帽整洁，修剪指甲，洗手
	3. 用物准备　口服药本、小药卡、药杯、水壶（备温开水）、钥匙，必要时备量杯、滴管、研钵
	4. 环境准备　整洁、安静、光线适宜

操作流程

一、查对药物

1. 核对　核对护理记录单、口服药本、小药卡，按床号顺序将小药卡插入药盘内，放好药杯

2. 查对　对照服药本上的床号、姓名、药名、浓度、剂量、时间进行配药，查对药物有效期

3. 摆药　根据药物剂型的不同，采用不同的取药方法，将药液倒入药杯

4. 再次查对　药摆毕，发药前由另一名护士再查对一次，无误后方可发药

二、发放药物

1. 发药　携用物至床旁，核对床号、姓名、药名、浓度、剂量、时间、用法，并做好解释

2. 服药　再次核对患儿，协助患儿服药，确认服下后方可离开

三、喂药

1. 喂药方法　抱婴儿坐在椅子上，将小毛巾围于婴儿颈部（图6-5-1），用左臂固定患儿的双臂及头部（图6-5-2），助手一手轻捏患儿双颊，使之张口，用小勺盛药液从婴儿嘴角处顺口颊方向缓慢倒入口中（图6-5-3），停留片刻，待患儿将药液吞下后再将小勺拿开

2. 观察反应　再次核对，观察用药反应

3. 擦口角　擦净患儿口角，置患儿于舒适体位，头偏向一侧

操作后整理

1. 整理用物　按医疗垃圾处理用物

2. 洗手、记录、签字

3. 观察用药效果及不良反应，及时报告医师，酌情处理

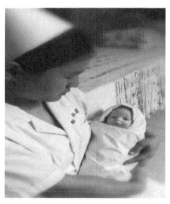
图 6-5-1　毛巾围颈部

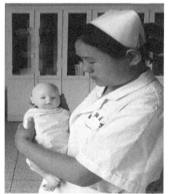
图 6-5-2　固定头部

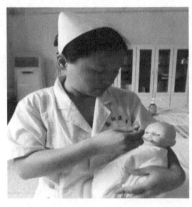

图6-5-3 喂药

【实训评价】

1.严格执行查对制度。

2.动作操作熟练、正确。

3.注意沟通，满足患儿的身心需要。

【注意事项】

1.在喂药中防止呛咳、误吸，如患儿出现恶心，应暂停喂药，轻拍其背部或转移注意力，待好转后再喂药。

2.婴儿喂药应在喂奶前或两次喂奶间进行，以免因服药时呕吐而将奶吐出。

3.对幼儿和学龄前儿童要训练和鼓励其自愿服药。

4.给予油类药物时，可用滴管直接滴入口中，吞咽障碍者或新生儿应注意避免强喂油剂，以免发生吸入性肺炎。

5.任何药液一般不混于奶中喂服。

【实训作业】

1.婴儿喂药时应该注意些什么问题？

2.婴儿口服喂药核对的内容是什么？

【操作评分】

	项目	分值	评分观测点	评分级别			得分
				I	II	III	
操作前准备	评估	9	评估患儿项目齐全、方法正确	9	7	3	
	护士准备	6	衣帽整洁，举止端庄，语言合适	6	5	4	
	用物准备	2	用物齐全、正确	2	1	0	
	环境准备	3	环境清洁、宽敞	3	2	1	
操作过程	查对药物	20	核对药物、配药正确	20	15	10	
	发放药物	17	方法正确，确认服下后方可离开	17	14	13	
	喂药	13	（1）喂药姿势正确	8	5	3	
			（2）防止小儿药物吐出	5	3	2	
	操作后处理	15	用物处理恰当	15	13	8	
	总评	15	严格执行查对制度，动作熟练、正确，沟通较好	10	7	5	
				5	3	2	
	总分	100					

项目六　婴儿乳瓶喂乳

因多种原因不能采取母乳喂养，必须用牛乳、羊乳或其他代乳品喂养婴儿时，常采用乳瓶喂乳。

● 案例 6-6 --

患儿王某，男，足月顺产，4 个月。人工喂养，体重 5.5kg，身长 51cm，头围 35cm，由其母亲抱来就诊。体检后发现该患儿有轻度营养不良，每次喂乳后有吐奶现象。护士为患儿家长示范正确的乳瓶喂乳方法。

讨论：

1.指导患儿家属正确的乳瓶喂乳方法。

2.当患儿出现吐奶现象时，应当如何处理？

【目的】

满足有吸吮能力和吞咽能力小儿的进食需要，保证患儿营养供给。

【操作流程】

操作前准备	1.评估	
	（1）患儿年龄、病情、意识、营养情况等	
	（2）患儿吸吮、吞咽、消化、吸收、排泄情况等	
	2.护士准备	衣帽整洁，修剪指甲，洗手，戴口罩
	3.用物准备	奶瓶适合患儿的奶液种类、质和量，以及合适的奶温和奶嘴孔径；核对医嘱单，记录单；其他物品，小毛巾、尿布
	4.环境准备	安静、舒适、清洁；必要时屏风遮挡，请无关人员回避
操作流程	1.核对解释	核对医嘱，携用物至患儿床旁。辨识患儿，向患儿及家属解释人工喂养的目的及过程，取得配合
	2.测试温度	右手将奶瓶倒转，使奶嘴充满奶液，奶液间断滴出。滴奶液 1～2 滴于手臂内侧测试温度
	3.舒适卧位	轻轻抱起患儿置于舒适卧位，可将小毛巾垫于患儿颌下
	4.喂奶观察	喂奶期间随时观察患儿的面色、呼吸、吞咽、有无呛咳等
	5.拍背	喂奶完毕，抱起患儿，轻拍背部使其打嗝，排出空气，擦去嘴角的奶渍
	6.安置卧位	为患儿取右侧卧位，抬高床头30°，防止吐奶
	7.健康教育	告知家长如何测试奶液的温度；给家长示范喂奶的正确姿势和拍背的正确手法
操作后整理	1.分类处理	收起奶瓶及小毛巾，按医用垃圾分类处理用物
	2.洗手记录	洗手，记录奶量及进食情况

【实训评价】

1.患儿吸吮有力。

2.患儿无溢奶、吐奶、呛奶。

【注意事项】

1.选择合适的奶嘴，以奶液间断滴出为宜。

2.奶液温度适宜，以手臂内侧测试不烫为宜。

【实训作业】

1.写出婴儿乳瓶喂养的关键点。

2.写出当患儿出现吐奶的现象时，应当如何处理？

3.写出自己在今后的护理实训过程中需要改进的地方。

【操作评分】

项目		分值	评分观测点	评分级别			得分
				I	II	III	
操作前准备	评估	6	（1）患儿年龄、病情、意识情况	3	2	1	
			（2）患儿吸吮、吞咽、消化、吸收、排泄情况	3	2	1	
	护士准备	6	衣帽整洁，举止端庄，语言合适	6	5	4	
	用物准备	6	用物齐全、正确	6	4	3	
	环境准备	3	环境清洁、宽敞，安静	3	2	1	
操作过程	核对解释	6	核对方式正确、规范，解释语言恰当	6	4	2	
	测试温度	8	正确测试温度，温度适合患儿食用	8	5	3	
	舒适卧位	10	（1）患儿卧位舒适	5	3	1	
			（2）正确垫好小毛巾	5	3	1	
	喂奶观察	6	观察患儿的面色、呼吸、吞咽、有无呛咳	6	4	2	
	拍背	10	正确拍背，排出空气	10	7	4	
	安置卧位	10	卧位舒适，防止吐奶	10	7	4	
	操作后处理	19	（1）用物处理恰当	4	2	0	
			（2）洗手记录	5	3	1	
			（3）正确指导家长	10	5	3	
	总评	10	动作轻巧、稳重、准确、安全	10	7	4	
	总分	100					

项目七　新生儿光照护理

蓝光照射技术是使用单面或双面蓝光对患儿进行照射，是治疗新生儿高胆红素血症的辅助治疗手段之一。

● 案例6-7

患儿，女，5d。血清胆红素302μmol/L，遵医嘱给予新生儿蓝光照射。

讨论：

1. 当患儿出现哪些情况时，需要进行蓝光照射治疗？

2. 在为患儿进行蓝光照射时，作为护理人员需要特别注意哪些方面？

3. 患儿在什么情况下可以停止光疗？

【目的】

降低血清胆红素浓度，使患儿血中的间接胆红素氧化分解为水溶性异构体，随胆汁、尿液排出体外。

【操作流程】

操作前准备	1. 查对　核对医嘱单、执行单 2. 评估患儿 （1）患儿孕周、日龄、病情及生命体征 （2）患儿黄疸的程度、胆红素检查结果 3. 护士准备　洗手，戴口罩 4. 用物准备　单（双）面蓝光灯、遮光眼罩、尿布、手套、光疗记录卡 5. 环境准备　病室清洁，温湿度适宜
操作流程	1. 核对解释　核对医嘱，携用物至患儿床旁。辨识患儿，向家长解释蓝光照射的目的及过程，以取得配合 2. 准备患儿　患儿照射前清洁皮肤，剪短指甲；双眼佩戴护眼罩；除会阴、肛门部用尿布遮盖外，其余均裸露，男婴注意保护阴囊 3. 单面蓝光照射 （1）患儿置于摇篮、暖箱或暖台，将蓝光灯推至患儿床旁，打开电源 （2）盖上遮光罩 （3）每 2h 更换患儿体位一次，可以仰卧、侧卧、俯卧交替更换。俯卧照射时要有专人巡视，避免婴儿口鼻受压影响呼吸 4. 双面蓝光照射 （1）箱内湿化器水箱内加水至 2/3 容积 （2）接通电源，检查灯管亮度，使箱温升至患儿适中温度，为 30～32℃，相对湿度达 55%～65%，使用双面蓝光照射患儿不再使用暖箱，可依靠蓝光的温度来保暖 （3）将患儿抱入已预热好的光疗箱中，关闭箱门，记录入箱时间和患儿体温 5. 监测体温　随时测量体温，使体温保持在 36～37℃。如体温超过 37.8℃或低于 35℃，要暂停光疗，体温恢复正常后再继续使用 6. 结束治疗　光疗结束，关闭蓝光灯或蓝光箱电源开关，除去患儿护眼罩等，将患儿抱回原病床 7. 健康教育　告知家长光疗开始和结束的时间及光疗的不良反应
操作后整理	1. 对蓝光灯或蓝光箱进行整理和清洁 2. 洗手，记录结束时间，生命体征

【实训评价】

1. 蓝光灯清洁、性能良好、运转正常。

2. 患儿皮肤黄疸较前减轻。

【注意事项】

1. 保持蓝光灯管清洁，并及时更换灯管。

2. 照射中勤巡视，及时清除患儿的呕吐物、汗水、大小便，保持玻璃的透明度，工作人员为患儿进行检查、治疗、护理时，可戴墨镜，并严格进行交接班。

3. 禁忌在患儿皮肤上涂粉和油剂，光疗过程中，注意保护患儿阴囊和眼部，并注意护理皮肤。

4. 光疗结束后，倒尽湿化器水箱内的水，做好整机的清洗、消毒工作。

5. 注意患儿精神反应、呼吸、脉搏及黄疸程度的变化，观察大小便颜色与性状，检查皮肤有无发红、干燥、皮疹，有无呼吸暂停、烦躁、嗜睡、发热、腹胀、呕吐、惊厥等。

6. 定时监测血清胆红素。

【实训作业】

说出蓝光照射的关键护理步骤。

【操作评分】

	项目	分值	评分观测点	评分级别			得分
				I	II	III	
操作前准备	评估	5	患儿病情及生命体征；黄疸的程度、胆红素检查结果	5	4	3	
	护士准备	6	衣帽整洁，举止端庄，语言恰当	6	5	4	
	用物准备	2	用物齐全、正确	2	1	0	
	环境准备	3	环境清洁、宽敞，温湿度适宜	3	2	1	
操作过程	核对解释	5	核对方式正确、规范，解释语言恰当	5	4	3	
	准备患儿	15	（1）清洁皮肤，剪短指甲正确	5	4	3	
			（2）护眼罩遮盖正确	5	4	3	
			（3）会阴、肛门遮蔽正确	5	4	3	
	单面蓝光照射	15	（1）取正确卧位，打开电源	5	4	3	
			（2）遮光罩遮蔽良好	5	4	3	
			（3）每2h更换体位正确	5	4	3	
	双面蓝光照射	15	（1）湿化器水箱加水量正确	5	4	3	
			（2）灯管亮度良好，箱温正确	5	4	3	
			（3）正确记录入箱时间和患儿体温	5	4	3	
	检测体温	11	（1）能保持体温在正常范围	4	3	2	
			（2）出现异常能进行正确处理	7	5	4	
	结束治疗	5	能正确记录结束时间和生命体征	5	4	3	
操作后处理		8	（1）能正确为患儿家属进行健康教育	5	4	3	
			（2）能正确清洁消毒蓝光箱	3	2	1	
	总评	10	动作轻稳、正确、爱伤观念强	10	7	4	
	总分	100					

项目八　早产儿暖箱应用

婴儿暖箱是一种能为新生儿创造一个温度和湿度均适宜环境的仪器。

● 案例6-8

早产儿，男，体重1600g。不能维持体温，遵医嘱进入暖箱维持体温恒定。

讨论：

1.为什么早产儿需要进入暖箱？

2.该早产儿进入暖箱的温度和湿度应调节到多少？

【目的】

保持患儿体温的恒定，提高未成熟儿的成活率。

【操作流程】

操作前准备	1. 查对　核对医嘱单、执行单
	2. 评估患儿
	（1）评估患儿孕周、日龄、出生体重
	（2）评估患儿的生命体征、局部皮肤情况
	3. 护士准备　洗手，戴口罩
	4. 用物准备　暖箱、灭菌蒸馏水、护理记录单
	5. 环境准备　操作环境安全、安静、清洁，无对流风；调节室温于 24～26℃，以减少辐射热的损失
操作流程	1. 核对解释　核对医嘱，携用物至患儿床旁。辨识患儿，向家长解释使用暖箱的目的及过程，以取得配合
	2. 准备暖箱
	（1）检查暖箱性能
	（2）将灭菌蒸馏水加入暖箱水槽及湿化器水槽中，开机接通电源，打开开关，确认所有的显示器和指示灯变亮
	3. 设置箱温　选择箱温或肤温控制模式，设置温度、湿度调至 35%～65%，预热 2 小时（箱温需根据患儿体重及出生日龄设置）
	4. 脱去衣物　脱去患儿衣物，必要时更换尿布
	5. 放置患儿　打开暖箱门，将患儿置于暖箱，放置合适体位。将皮肤温度探头固定在患儿剑突与脐部连线的中点处，关闭暖箱门
	6. 测量记录　定时测量体温，根据体温调节箱温，并做好记录
操作后整理	1. 保持清洁　每天更换灭菌蒸馏水；每天用物体表面消毒剂擦拭
	2. 禁止随意调节　使用过程中严禁骤然提高暖箱温度，以免患儿体温突然上升造成不良后果
	3. 防止感染　工作人员入箱操作、检查、接触患儿前后，必须洗手，防止交叉感染

【实训评价】

1. 暖箱清洁，性能良好，温度和湿度符合要求。

2. 患儿舒适、安全。

【注意事项】

1. 使用时观察使用效果，如暖箱发出报警信号，应及时查找原因，妥善处理。

2. 一切护理操作应尽量在箱内进行，尽量少打开箱门，若确因需要暂出箱治疗检查，也应注意在保暖措施下进行，避免患儿受凉。

3. 暖箱避免放置在阳光直射、有对流风或取暖设备附近，以免影响箱内温度的控制。

【实训作业】

1. 找出暖箱应用的关键点。

2. 分析自己操作成功或失败的原因。

3. 写出患儿达到何种条件可以出箱。

【操作评分】

| 项目 | | 分值 | 评分观测点 | 评分级别 | | | 得分 |
				I	II	III	
操作前准备	评估	5	患儿年龄、出生体重；生命体征、局部皮肤情况	5	4	3	
	护士准备	3	衣帽整洁，举止端庄，语言恰当	3	2	1	
	用物准备	6	用物齐全、正确	6	4	3	
	环境准备	6	环境清洁安全，无对流风、室温调节在 24～26℃	6	5	4	
操作过程	核对解释	10	核对方式正确、规范，解释语言恰当	10	8	6	
	准备暖箱	10	（1）正确检查暖箱性能	5	4	3	
			（2）正确为暖箱加入灭菌蒸馏水	5	4	3	
	设置箱温	15	能根据患儿的体重和病情进行正确的设置箱温	15	10	5	

续表

项目		分值	评分观测点	评分级别			得分
				I	II	III	
操作过程	脱去衣物	6	能正确脱去衣服，更换尿布	6	5	4	
	放置患儿	15	（1）放置的位置正确合适	5	4	3	
			（2）正确固定皮肤温度探头	10	8	6	
	测量记录	6	定时测量体温并记录	6	5	4	
	操作后处理	8	（1）用物处理恰当	3	2	1	
			（2）记录正确	5	4	3	
	总评	10	动作轻稳、正确，爱伤观念强	10	7	4	
	总分	100					

综合案例

案例一: 患者,女,76 岁。3h 前在家中排黑色糊状便 1 次,量约 200g,2h 前突感恶心并呕吐咖啡色胃内容物约 500ml,紧急被送往某院急诊室就诊。在急诊室时又呕吐咖啡色胃内容物约 300ml。既往有胃溃疡病史 12 年。查体发现:神志清楚,精神倦怠,反应稍慢,皮肤、甲床苍白,四肢尚温暖。初步诊断为急性上消化道出血。医嘱:监测生命体征,q2h;监测血常规,st;持续氧气吸入 4L/min;0.9% 氯化钠注射液 500ml ivgtt,st。

1. 该案例中共涉及几项护理专业技术操作?

2. 请根据患者的病情进行处理。

案例二: 患者,男,22 岁。2d 前淋雨后出现寒战、发热,自觉乏力,伴全身酸痛,患侧胸痛明显,咳嗽时加剧,少量铁锈色黏痰,凌晨 1:00 患者自觉症状加重,在家自测体温高达 40.5℃,遂急诊入院。医嘱:监测生命体征、血常规、胸部正侧位 X 线片,st。

1. 该案例中共涉及几项护理专业技术操作?

2. 请根据患者的病情进行处理。

案例三: 患者,男,60 岁。由于肺部感染已经在社区卫生服务中心注射青霉素 2d,今晨来到社区卫生服务中心准备再次注射时,突然意识丧失。经社区护士判断患者出现了心跳、呼吸骤停,并立即对患者实施单人徒手心肺复苏术。心肺复苏成功,医嘱:心电图监测,st;0.9% 氯化钠注射液 250ml ivgtt,st;持续氧气吸入 4L/min;监测血压,q2h。

1. 该案例中共涉及几项护理专业技术操作?

2. 请根据患者的病情进行处理。

案例四: 患者,女,62 岁。高血压病史 15 年,近 1 周患上呼吸道感染,在门诊输液室输液时突然出现咳嗽、咳粉红色泡沫样痰,呼吸困难,口唇发绀,出冷汗,被紧急送往当地医院急诊室。体检:T 36℃,P 126 次/分,R 32 次/分,BP 90/60mmHg。双肺布满湿啰音和哮鸣音,心率 126 次/分,心尖部可闻及舒张期奔马律,无下肢水肿、无颈静脉怒张。医嘱:病危;吸氧 6~8L/min;持续心电监护及血氧饱和度监测;吗啡 10mg iv、呋塞米 40mg iv、毛花苷丙 0.4mg+10% 葡萄糖注射液 20ml 缓慢 iv,st。

1. 该案例中共涉及几项护理专业技术操作?

2. 请根据患者的病情进行处理。

案例五: 患者,男,55 岁。慢性支气管炎 10 年,期间反复急性发作,今受凉感冒,咳嗽咳痰加重,痰液黏稠,稍活动后胸闷、气急加重,乏力,入院治疗。查体:口唇发绀,T 38.2℃,P 88 次/分,R 26 次/分,BP 130/90mmHg。患者情绪烦躁不安。医嘱:监测生命体征,q4h;监测血常规,立即执行;0.9% 氯化钠注射液 30ml+盐酸氨溴索 30mg/超声雾化吸入,bid。

1. 该案例中共涉及几项护理专业技术操作?

2. 请根据患者的病情进行处理。

案例六： 患者，女，32岁。因淋雨后寒战、高热2d。偶有咳嗽，咳少量铁锈色痰。今晨起病情加重，T 39.5℃，P 110次/分，BP 90/60mmHg，急性病容，精神委靡，拟"肺炎"急诊收治入院。医嘱：静脉采血，急查血红蛋白、白细胞计数、血小板计数，采集痰培养标本，st。

1. 该案例中共涉及几项护理专业技术操作?

2. 请根据患者的病情进行处理。

案例七： 患者，男，42岁。因高热急诊入院，痰液黏稠血性，有时咯血，胸部X线典型表现为肺叶实变，右上叶实变伴叶间隙下坠，伴有脓肿形成，诊断为肺炎杆菌肺炎。患者无青霉素过敏史。医嘱：青霉素160万U，im，bid。青霉素皮试结果阴性后，肌内注射青霉素160万U。注射后不到30s，患者出现头昏，随即进入昏迷状态，面色苍白，手脚冰凉，脉搏消失，血压测不到，呼吸困难，立即进行气管切开。

1. 该案例中共涉及几项护理专业技术操作?

2. 请根据患者的病情进行护理。

案例八： 患者，男，66岁。肝硬化病史5年，此次因呕血2d入院。查体发现：神志清楚，精神委靡，面色苍白，口唇发绀，呼吸困难，T 37.9℃，P 120次/分，R 21次/分，BP 90/60mmHg。医嘱：监测生命体征；血常规；氧气吸入5L/min，st；0.9%氯化钠注射液500ml ivgtt，st。

1. 该案例中共涉及几项护理专业技术操作?

2. 请根据患者的病情进行处理。

案例九： 患者，男，57岁。因转移性右下腹疼痛18h伴发热、恶心、呕吐，以"急性阑尾炎"收入院。入院时患者呈急性面容，扶入病室，查体：T 38.8℃，右下腹压痛、反跳痛。医嘱：心电监护；血氧饱和度监测；留置导尿；持续吸氧4L/min；0.9%氯化钠注射液250ml＋头孢唑啉钠2g ivgtt，bid。

1. 该案例中共涉及几项护理专业技术操作?

2. 请根据患者的病情进行处理。

案例十： 患者，男，74岁。2h前在家不慎跌倒，右胸部撞击硬物，即感右胸部疼痛不适，伴胸闷，但无气促，无头痛、头晕等不适，休息后疼痛无缓解。来院就治，X线片检查提示：右侧多发肋骨骨折，右侧气胸。为进一步诊治，急诊以"右侧多发肋骨骨折，右侧气胸"收住入院。医嘱：血常规；CT胸部平扫；常规心电图；持续氧气吸入4L/min；动态血压监测；0.9%氯化钠注射液30ml＋异丙托溴铵500μg/超声雾化吸入，qid；达肝素钠注射液5000U H qd；盐酸利多卡因100mg H，st。

1. 该案例中共涉及几项护理专业技术操作?

2. 请根据患者的病情进行处理。

案例十一： 患者，女，65岁。COPD20年，此次因2周前受凉后，出现咳嗽，咳黄色脓痰，今晨出现痰液黏稠不易咳出且呼吸困难加重，烦躁不安，神志恍惚，入院治疗。查体：口唇发绀，T 37.4℃，P 110次/分，R 36次/分、节律不整，血压正常，两肺底闻及细湿啰音。医嘱：监测生命体征，q4h；监测血常规，st；0.9%氯化钠注射液30ml＋盐酸氨溴索30mg/超声雾化吸入，bid；采集痰培养标本，st。

1. 该案例中共涉及几项护理专业技术操作?

2. 请根据患者的病情进行处理。

案例十二：患者，男，49 岁。因大量饮酒后突然发生中上腹持续性胀痛，伴反复恶心、呕吐，呕吐物为胃内容物，来院急诊，拟"急性胰腺炎"收住入院。查体：T 37.8℃，P 90 次 / 分，R 19 次 / 分，BP 104/80mmHg，查血淀粉酶明显升高。医嘱：查肝功能、肾功能、血电解质、血淀粉酶；血气分析；心电图；胸片；留置胃管。

1. 该案例中共涉及几项护理专业技术操作？

2. 请根据患者的病情进行处理。

案例十三：患儿，女，4 个月。因咳嗽、咳痰 3d，加重 1d 入院，体检：T 39.5℃，P 190 次 / 分，R 70 次 / 分，面色灰白，口周发绀，前囟饱满，心音低钝，右下肺叩浊，精神委靡，两肺闻及湿啰音。胸部 X 线：右肺下有片状阴影。初步诊断为婴幼儿肺炎。医嘱：肺炎护理常规；流质饮食；新生儿沐浴，SOS；10% 葡萄糖注射液 100ml+ 头孢拉定 0.5g ivgtt，st；乙酰半胱氨酸颗粒一次半袋，po，tid。

1. 该案例中共涉及几项护理专业技术操作？

2. 请根据患者的病情进行处理。

案例十四：患儿，女，出生后 2d。因呼吸急促，反复哭闹，伴抽搐 1d 入院诊治。体检：T 37.2℃，R 61 次 / 分，面色苍白，呻吟，前囟饱满，心率 154 次 / 分，肺部听诊无异常，腹平软，四肢稍屈，全身皮肤青紫。医嘱：定时更换尿垫，新生儿抚触，SOS；葡萄糖酸钙口服液 100mg po，bid。

1. 该案例中共涉及几项护理专业技术操作？

2. 请根据患者的病情进行处理。

案例十五：患儿，男，8 个月。连续腹泻 5d，8 ～ 9 次 /d，呈蛋花样便，伴喂奶后呕吐，哭时泪少。查体：精神委靡，皮肤干燥，弹性差，前囟凹陷，四肢末梢较凉。实验室检查：血清钠 125mmol/L。医嘱：儿科常规护理；检测患儿体格发育和营养状况；口服补液盐 400ml，每日口服。

1. 该案例中共涉及几项护理专业技术操作？

2. 请根据患者的病情进行处理。

案例十六：患者，女，27 岁。末次月经时间为 2017 年 2 月 7 日，妊娠 20 周时因外阴瘙痒有豆渣样白带来院就诊，诊断为假丝酵母菌阴道炎，遵医嘱给予碳酸氢钠溶液阴道冲洗。妊娠 32 周行常规产科检查：测体重血压，四步触诊，听胎心音，骨盆外测量等。于 2017 年 11 月 15 日，行会阴侧切产下足月男婴。次日，遵医嘱给予会阴擦洗。

1. 该案例中共涉及几项护理专业技术操作？

2. 请根据患者的病情进行处理。

案例十七：患者，男，36 岁。今天 10：00 从建筑工地的二楼不慎摔下，钢筋刺破脾脏，紧急送往某院急诊室就诊。查体发现：神志清楚，极度虚弱，面色苍白，脉搏细速。诊断为脾破裂。医嘱：监测生命体征，qh；血型鉴定及交叉配血；持续氧气吸入 4L/min；0.9% 氯化钠注射液 500ml ivgtt，st；普鲁卡因过敏试验。

1. 该案例中共涉及几项护理专业技术操作？

2. 请根据患者的病情进行处理。

案例十八：患者，女，48 岁。晨起后自觉胸闷不适，洗漱时出现心前区疼痛，来院就诊。等待就诊时突发意识丧失，呼吸停止，小便失禁，脉搏测不到。既往体健。诊断：心源性猝死。

医嘱：立即为患者实施徒手心肺复苏。复苏成功后为患者测量生命体征，q2h。持续氧气吸入 4L/min；0.9% 氯化钠注射液 500ml ivgtt，st。

1. 该案例中共涉及几项护理专业技术操作？

2. 请根据患者的病情进行处理。

案例十九：患者，女，23 岁。停经 33 周，头痛 1d，腹痛伴视物不清 4h，阴道少量流血 1h 入院，查体：T 37.0℃，P 86 次 / 分，R 25 次 / 分，BP 160/110mmHg。诊断为：先兆子痫。医嘱：查肝功能。孕妇病情稳定后，再为其行腹部四步触诊。

1. 该案例中共涉及几项护理专业技术操作？

2. 请根据患者的病情进行处理。

案例二十：患者，女，70 岁。因突发意识障碍，右侧肢体偏瘫 0.5h 入院。T 37.4℃，P 98 次 / 分，R 34 次 / 分，BP 180/110mmHg，浅昏迷，喉中痰鸣。经颅脑 CT 检查诊断为：脑出血（左内囊区）。医嘱：吸痰，prn；监测生命体征，qh；口腔护理，bid。

1. 该案例中共涉及几项护理专业技术操作？

2. 请根据患者的病情进行处理。

案例二十一：患者，女，48 岁。因反复便秘、发现肛门脱出物 2 个月入院，诊断为直肠脱垂，拟于今日 9：00 在骶管阻滞麻醉下行直肠部分环切术。医嘱：术前留置导尿；清洁灌肠；本台手术的器械护士请做好术前准备（外科洗手、穿手术衣及戴无菌手套）。

1. 该案例中共涉及几项护理专业技术操作？

2. 请根据患者的病情进行处理。

案例二十二：患者，男，38 岁。因车撞伤后 1h 入院，查体：神志不清，T 37℃，P 110 次 / 分，R 38 次 / 分，BP 120/90mmHg，左踝关节处见一 10cm 长裂口，诊断为：失血性休克，左踝关节挫裂伤，医嘱：持续吸氧 4L/min；监测生命体征，qh；抢救后，患者苏醒，伤口渗血较多，床单及被套多处污染。

1. 该案例中共涉及几项护理专业技术操作？

2. 请根据患者的病情进行处理。

案例二十三：患者，男，68 岁。慢性咳嗽、咳痰 12 年，近 3 年来在劳动时出现气短。2d 前开始发热，咳黄黏痰，痰不易咳出，喘息加重入院。查体：T 38.6℃，P 102 次 / 分，R 30 次 / 分，BP 130/70mmHg。神志清楚，消瘦，口唇发绀，胸廓呈桶状胸，呼吸运动减弱，触觉语颤减低，叩诊过清音，呼吸音粗，双肺满布哮鸣音，肺底散在湿啰音。血常规：白细胞 12.2×10^9/L。X 线胸片：两肺透亮度增加。初步诊断：慢性支气管炎合并慢性阻塞性肺气肿（急性加重期）。医嘱：监测生命体征；监测血常规；持续氧气吸入 2L/min；雾化吸入，bid；吸痰，prn。

1. 该案例中涉及什么护理专业技术操作？

2. 请根据患者的病情进行处理。

案例二十四：患者，农民。因在田间劳动淋雨后自觉不适，发热、咳嗽、胸痛、咳铁锈色痰急诊入院。护理体检：T 40℃，P 110 次 / 分，R 26 次 / 分，BP 100/68mmHg，神志清楚，急性病容。医疗诊断：肺炎球菌性肺炎。医嘱：急支糖浆 10ml po tid；氨基比林 2ml im st；青霉素（PG）皮试，PG800 万 U+5% 葡萄糖盐水注射液 40ml iv qd×3d。

1. 该案例中涉及什么护理专业技术操作？

2. 请根据患者的病情进行处理。

参 考 文 献

陈丽，谭道玉 . 2015. 护理专业技术实训教程 . 北京：中国协和医科大学出版社

简雅娟 . 2014. 儿科护理学 . 第 3 版 . 北京：人民卫生出版社

李丹，冯丽华 . 2014. 内科护理学 . 第 3 版 . 北京：人民卫生出版社

李辉 . 2012. 基本护理技术 . 北京：高等教育出版社

李晓琳，王炜振 . 2013. 妇产科护理学 . 北京：北京大学医学出版社

李晓松，王瑞敏 . 2013. 护理综合技能训练 . 北京：高等教育出版社

刘美萍 . 2011. 护理学基础 . 北京：科学出版社

桑未心 . 2011. 护理学基础 . 北京：高等教育出版社

束余声，王艳 . 2015. 外科护理学 . 北京：科学出版社

唐宗琼 . 2015. 内科护理学 . 北京：科学出版社

王惠珍 . 2014. 急危重症护理学 . 第 3 版 . 北京：人民卫生出版社

王静，冉国英 . 2016. 护理学基础 . 北京：科学出版社

王雁 . 2013. 儿科护理学 . 北京：北京大学医学出版社

韦统有，朱鹏云 . 2012. 儿科护理技术 . 武汉：华中科技大学出版社

谢幸，苟文丽 . 2013. 妇产科学 . 第 8 版 . 北京：人民卫生出版社

熊云新，叶国英 . 2014. 外科护理学 . 第 3 版 . 北京：人民卫生出版社

张美琴，邢爱红 . 2014. 护理综合实训 . 北京：人民卫生出版社

张乳霞，赵茜 . 2010. 肿瘤、手术室、造口护士培训 . 济南：山东人民出版社

张燕京，柳海滨 . 2014. 护理专业实训 . 北京：人民军医出版社

张玉兰 . 2014. 儿科护理学 . 第 3 版 . 北京：人民卫生出版社

周春美，邢爱红 . 2013. 基础护理技术 . 第 2 版 . 北京：科学出版社

周春美，张连辉 . 2014. 基础护理学 . 第 3 版 . 北京：人民卫生出版社

教学基本要求

（36学时）

 一　课程性质和课程任务

　　护理专业技术实训是护理专业核心课程之一。通过学习，使学生进一步理解基本理论知识并掌握一定的操作技能；提升专业知识与技能的综合应用能力；能规范、熟练地对服务对象实施护理。

 二　课程教学目标

　　（一）职业素养目标

　　1.具有良好的职业道德和伦理观念，自觉尊重服务对象的人格，保护其隐私。

　　2.具有良好的医疗安全与法律意识，自觉遵守医疗卫生相关法律法规，依法实施护理措施。

　　3.具有健康的心理和认真负责的职业态度，能予服务对象以人文关怀。

　　4.具有勤学善思的学习习惯、细心严谨的工作作风、较强的适应能力、团队合作的职业意识及较好的沟通能力，关心尊重爱护患者。

　　5.具有终身学习的理念，在学习和实践中不断地思考问题、研究问题、解决问题。

　　（二）专业知识和技能

　　1.能规范地进行各项护理技术操作。

　　2.能运用护理程序的工作方法，提供适合患者身心需要的整体护理。

　　3.具有良好的人际沟通能力、心理护理和健康教育能力。

　　4.具有科学的评判性思维能力，具有独立思考、分析问题及解决问题的能力，能应对护理操作过程中出现的突发和意外情况，具备初步的现场处理及协调能力。

　　5.具有团队合作能力。

 三　教学内容和要求

教学内容	教学要求			教学活动参考
	了解	熟悉	掌握	
一、基础护理核心技术				讨论
（一）卫生洗手法			√	示教
（二）无菌技术			√	训练
（三）生命体征监测			√	考核

教学内容	教学要求			教学活动参考
	了解	熟悉	掌握	
（四）鼻饲法			√	
（五）皮内注射法			√	
（六）皮下注射法			√	
（七）肌内注射法			√	
（八）密闭式周围静脉输液法			√	
（九）雾化吸入法			√	
（十）灌肠法			√	
（十一）导尿术			√	
（十二）吸痰术			√	
（十三）氧气吸入法			√	
（十四）血液标本采集法			√	
（十五）保护具的应用			√	
二、外科护理核心技术				讨论
（一）备皮			√	示教
（二）外科洗手、手消毒、穿无菌手术衣			√	训练
（三）器械台管理			√	考核
（四）造口护理			√	
（五）胸腔闭式引流护理			√	
（六）胃肠减压术			√	
（七）T管护理			√	
三、急救护理核心技术				讨论
（一）止血与包扎基本技术			√	示教
（二）基本生命支持术			√	训练 考核
四、内科护理核心技术				讨论
（一）心电图监测			√	示教
（二）尿糖监测			√	训练
（三）末梢血糖监测			√	考核
五、妇产科护理核心技术				讨论
（一）骨盆外测量			√	示教
（二）阴道冲洗			√	训练
（三）会阴擦洗			√	考核
六、儿科护理核心技术				讨论
（一）小儿身高（长）、体重的测量			√	示教
（二）小儿尿布更换			√	训练
（三）新生儿沐浴			√	考核
（四）新生儿抚触			√	

续表

教学内容	教学要求			教学活动参考
	了解	熟悉	掌握	
（五）婴儿口服喂药			√	
（六）婴儿乳瓶喂乳			√	
（七）新生儿光照护理			√	
（八）早产儿暖箱应用			√	

四 学时分配建议（36学时）

教学内容	学时数		
	理论	实践	小计
一、基础护理核心技术	0	16	16
二、外科护理核心技术	0	7	7
三、急救护理核心技术	0	2	2
四、内科护理核心技术	0	2	2
五、妇产科护理核心技术	0	3	3
六、儿科护理核心技术	0	4	4
机动	0	2	2
合计	0	36	36

五 教学基本要求说明

（一）教学方法

1.讨论　在理实一体化教室里，教师根据学生存在的问题和教学任务，设计综合案例，提出问题，分组讨论。

2.示教　在理实一体化教室里，教师根据学生讨论，找出学生在综合技能训练中存在的问题，利用实物，向学生演示各项护理技能，注重"软硬双技能"的示范。

3.实训　学生根据教师示范及现场指导，利用各种教学模型和（或）教学软件，在模拟病室中进行技能训练，培养"软硬双技能"，这是学生实体操作的必要前提。

4.实体操作　在教师的严格指导下，在学校模拟病室相互之间进行的实体练习，如果条件允许，学生可到附属医院进行临床见习或实体操作。

5.可以采用理实一体化教学、项目式教学等方法，灵活运用集体讲解、小组讨论、案例分析、示范演示、分组训练、综合实践等教学形式，配合实物教学设备、多媒体教学课件、数字化教学资源等手段，从学生实际出发，因材施教，充分调动学生对本课程的学习兴趣，提高学生学习的主动性、积极性和岗位适应能力。

（二）评价方法

1.双技能评价　技能考核时注重"软硬双技能"考核，总分100分，包括日常考核成绩

（30%），期末考核成绩（70%）。

2.过程评价　常包括学生自评、学生互评、师生互评、小组互评。持续监测教学效果。

（三）教学条件

1.理实一体化教室　多媒体资料及设备、参照实训室设备配备标准进行配备的各类模拟人、与临床实际相吻合的实训设备、模拟病区、重症监护室。

2.结合课程特点，重视现代教育技术与课程的整合，充分发挥计算机、互联网等现代媒体技术的优势，提高教学的效率和效果，以利于创建符合个性化学习及加强实践技能培养的教学环境。